PLOOG: KINDER, MIASMEN, TRAUMATA

D1619785

*Ich danke von tiefstem Herzen
meiner geliebten Frau Anolee,
ohne die ich nie den Mut gefunden hätte,
so tief in das Thema „Trauma" einzusteigen.*

*Geduldig und liebevoll hat sie
während des Schreibens jedes
Trauma mit mir durchlebt.
Sie ist meine Quelle tiefer Inspiration.*

*Außerdem danke ich Gunna für ihre
liebevolle Überarbeitung und die vielen nützlichen Hinweise
sowie Michael, der mit seinem Ideenreichtum und seiner Kreativität
das Layout und die Umschlaggestaltung übernommen
und für das Erscheinen des Buches gesorgt hat.*

Darius Ploog

Kinder, Miasmen, Traumata

Grundprinzipien der homöopathischen Behandlung von Traumata

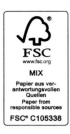

1. Auflage 2012
© 2012 Darius Ploog

ISBN 978-3-8482-3113-3

Satz und Layout:
Michael Oestreicher, Schwentinental
www.medienverlag.sh

Herstellung und Verlag:
Books on Demand GmbH, Norderstedt

Hinweise:
Dieses Werk ist mit großer Sorgfalt nach dem derzeitigen Wissensstand des Autors verfasst worden. Dennoch kann weder Garantie noch Haftung für eventuelle Nachteile oder Schäden übernommen werden, die aus den im Buch enthaltenen Hinweisen resultieren. Für Angaben zur Dosis und Gabe homöopathischer Mittel übernimmt der Verfasser keine Gewähr. Jeder Leser ist zu einer sorgfältigen Prüfung der Beipackzettel der verwendeten Präparate angehalten. Gegebenenfalls sollte ein Spezialist hinzugezogen werden. Jede Dosierung erfolgt auf eigene Gefahr des Lesers. Hinweise auf etwaige Ungenauigkeiten dürfen gern dem Autor mitgeteilt werden.
Geschützte Warenzeichen werden nicht besonders gekennzeichnet. Aus dem Fehlen dieser Warennamen kann nicht darauf geschlossen werden, dass es sich um einen freien Warennamen handelt.
Das Werk ist, auch in seinen Einzelteilen, urheberrechtlich geschützt und darf nicht ohne Zustimmung des Autors verwendet werden. Das gilt insbesondere für Vervielfältigungen, Übersetzungen und die Einspeicherung und Verarbeitung in elektronischen Systemen.
Im Laufe der Vorbereitung zu diesem Buch hat der Autor sehr viele Quellen gelesen. Wenn eine Quelle nicht benannt wurde, so ist dies ein Versehen. Bitte machen Sie den Verfasser darauf aufmerksam.

Bibliografische Information der Deutschen Nationalbibliothek
Die Deutsche Nationalbibliothek verzeichnet diese Publikation in der Deutschen Nationalbibliografie; detaillierte bibliografische Daten sind im Internet über dnb.d-nb.de abrufbar.

Inhalt

Vorwort 9

Einführung 11

Teil 1 – Traumata und ihre Hintergründe

Was ist ein Trauma? 13
    Physiologische Reaktionen 14
    Reaktionen im kindlichen Körper 17
    Größe der Traumata 18
    Miterleben eines Traumas 19
    Unterdrückung von Traumareaktionen 20
    Auslöser traumatischer Reaktionen 21
    Beispiel: Trigger 22
Vorgänge im Gehirn 24
    Vergleich mit dem Tierreich 25
Das Besondere der Kinder 26
Empfindlichkeit der Kinder 27
    Boswellia serrata (Weihrauch) 28
    Phosphorus (Phosphor) 29
    Limenitis bredowii (Kalifornischer Eisvogel) 29
Kinder und Krankheiten 30
Kindliche Krankheiten und deren Bedeutung 30
Arten der Traumatisierung 33
    Einzeltraumatisierung 33
    Mehrfachtraumatisierung 34
    Komplexe Traumatisierung 35
    Erbtraumata 36
    Stellvertreterkrankheiten 36
    Familiengeheimnisse 37
    Gesellschaft als Traumatisierung 38
Traumasymptome bei Kindern 39
    Babys (1. Lebensjahr) 40
    Kleinkinder (1.–3. Lebensjahr) 40
    Schulkinder 41
    Jugendliche 43

Teil 2 – Trauma und Homöopathie

Miasmen und Kinder 45
Kindliche miasmatische Belastungen 47
Die kindliche Cancerinie 47
Grenzen der Homöopathie 50
Systemische Einflüsse auf die Genesung 50
Traumata aktivieren Miasmen 51
Erlöste Zustände der Miasmen 51

- Sycose 52
- Syphilis 52
- Psora 53
- Tuberkulinie 54
- Cancerinie 54

Wie erlebt das miasmatische Kind ein Trauma? 56

Traumareaktion sycotisches Kind 56
- Materia medica der Kontrolle 58
- Carcinosinum (Krebsnosode) 59
- Lycopodium (Bärlappsamen) 59
- Staphysagria (Rittersporn) 60
- Androctonus (Skorpion) 60
- Argentum nitricum (Silbernitrat) 61
- Succinum (Bernstein) 61
- Lachesis (Buschmeisterschlange) 62

Traumareaktion syphilitisches Kind 63
- Materia medica der Verweigerung 64
- Anacardium orientale (Elefantenlaus) 65
- Tuberkulinum (Tuberkulosenosode) 65
- Veratrum album (Weißer Nießwurz) 66
- Lac lupinum (Wolfsmilch) 66
- Ozonum (O3) 67
- Lachesis (Buschmeisterschlange) 67

Traumareaktion psorisches Kind 68
- Materia medica der Zerrissenheit 69
- Lac humanum (Muttermilch) 70
- Phosphorus (Phosphor) 71
- Agathis australis (Kaurifichte) 72
- Psorinum (Krätzenosode) 72
- Anacardium orientale (Elefantenlaus) 73

Traumareaktion tuberkulinisches Kind 73
- Materia medica der wütenden Arzneien 75
- Nitricum acidum (Salpetersäure) 75
- Cina maritima (Wurmsamen) 76
- Saccharum officinalis (Zuckerrohr) 76
- Tuberkulinum (Tuberkulosenosode) 77
- Phosphorus (Phosphor) 77
- Veratrum album (Weißer Nießwurz) 78

Traumareaktion cancerines Kind 78
- Materia medica der Verantwortung 80
- Lycopodium (Bärlappsporen) 80
- Aurum metallicum (Gold) 81
- Lac equinum (Pferdemilch) 82
- Magnesium muriaticum (Magnesiumchlorid) 83
- Medorrhinum (Trippernosode) 83
- Carcinosinum (Krebsnosode) 84
- Folliculinum (Östrogen) 85

Probleme der Anamnese 87
Probleme bei der Behandlung 89
    Unwissenheit 89
    Mittelwahl 89
    Zwischenmittel 89
    Schneller Wechsel des Mittels 90
    Aufklärung der Eltern 91
    Trauma oder Blockade 91
Traumaanamnese 92
    Zeugung 92
    Schwangerschaft 92
    Geburt 93
    Neugeborene 96
    Kindergartenkinder 96
    Schulkinder 97
    Jugendliche 98
Chancen der Traumabewältigung 99

Teil 3 – Erstes Trauma – Verlusttrauma

Einführung 101
Ursachen eines Trennungstraumas 102
Peter-Pan-Syndrom 103
Anacardium orientale (Elefantenlaus) 104
    Das Anacardium-Kind 105
Argentum nitricum (Silbernitrat) 106
    Das Argentum-nitricum-Kind 107
Carcinosinum (Krebsnosode) 107
    Das Carcinosinum-Kind 109
Lac humanum (Muttermilch) 109
    Das Lac-humanum-Kind 110
Magnesium muriaticum (Magnesiumchlorid) 111
    Das Magnesium-muriaticum-Kind 112
Aurum muriaticum natronatum (Natriumchloraurat) 113
    Das Aurum-muriaticum-natronatum-Kind 114
Aurum metallicum (Gold) 114
    Das Aurum-Kind 115
Saccharum album (Zuckerrohr) 115
    Das Saccharum-album-Kind 116
Falco peregrinus (Wanderfalke) 117
Limenitis bredowii (Kalifornischer Eisvogel, Schmetterling) 118
Agathis australis (Kaurifichte) 119
Umbilicus humanus (Menschliche Nabelschnur) 120
Hydrogenium (Wasserstoff) 121

Teil 4 – Therapeutische Hinweise

Traumasymptome im Complete Repertory 125
Trauma und Giftbelastung 127
    Gemeinsamkeiten von Traumata und Giften 127
Drainage in der Therapie von Traumata 129
    Organotrope Mittel 129
Dosierung in der Therapie von Traumata 130
Behandlung übernommener Traumata 132
Die Rolle des Homöopathen
in der traumatischen Behandlung 132
Was lerne ich von meinen Patienten? 134
Aktivierung der eigenen Traumata 134
    Anzeichen auf geistiger Ebene 134
    Anzeichen auf körperlicher Ebene 135
Sekundäre Traumatisierung 135
Folgen unbehandelter Traumata 137
Traumarepertorisation 137
    Grundtrauma 139
    Folgetrauma 140
    Reaktionsarten 141
    Reaktionsart Aggressivität 141
    Reaktionsart Destruktivität 142
    Reaktionsart Hyperaktivität 143
    Reaktionsart Überdrehtheit 144
    Reaktionsart Verdrängung 145
    Reaktionsart Lähmung/Hypokinese 146
    Reaktionsart Depression 147
    Reaktionsart Kontrolle 147
    Reaktionsart Abspaltung/Dissoziation 149
    Reaktionsart Flucht 149
    Reaktionsart Rückzug 150
Schlussbetrachtung 151

Anhang

Literaturverzeichnis 153
    Internetquellen 155
Abkürzungen 156
Stichwortverzeichnis 157
Über den Autor 159
    Darius Ploog 159
    Traumaseminare 159
    Kontakt 159

Vorwort

Schon lange hatte ich die Absicht, ein homöopathisches Buch über Kinder zu schreiben. Ursprünglich sollte es die Beobachtungen und Forschungen darlegen, die meine Frau und ich in den letzten acht Jahren zu dem Thema „Miasmen" gemacht haben. Aber in den letzten fünf Jahren ist das Thema des traumatisierten Kindes immer mehr in das Zentrum unserer Arbeit und unseres Interesses gerückt, so dass die Miasmatik sich mit der Traumaforschung dieses Buch teilen darf.

Beim Sichten der Literatur, die es zur homöopathischen Behandlung von (psychischen) Traumata gibt, war ich sehr erstaunt, so wenig Material dazu zu finden. Dabei scheint mir das Thema hochaktuell zu sein. In unserer überwiegend kinderhomöopathisch orientierten Praxis ist die homöopathische Traumabehandlung notwendig, um die Kinder aus den stärker werdenden Krankheitstendenzen (z. B. Autoimmunerkrankungen) herauszuholen.

Ich würde sogar einen Schritt weitergehen und als Ziel der Behandlung das Finden des „zentralen Traumas" setzen. Immer wieder beobachte ich, dass z. B. das Thema des Verlassenwerdens sich durch die Krankheitsgeschichte zieht, sowohl bei Kindern als auch bei Erwachsenen. Und alle Krankheiten, die das Kind begleiten, haben einen Bezug zu diesem Trauma und werden von diesem genährt.

Dabei reagiert nicht jedes Kind gleich auf ein ähnliches Trauma. Vielmehr gibt es sehr individuelle Reaktionen, die dem vorherrschenden Miasma zugeordnet werden können. Diese Differenzierung ermöglicht eine tief greifende homöopathische Behandlung, die das Kind nicht nur aus dem Trauma herausführen, sondern ihm und der Familie eine wunderbare Chance geben kann, das System Familie zu heilen.

Einführung

Jeder Homöopath kennt Traumata zur Genüge. Folgen von Schock, Kummer oder Sturz, psychisch, physisch, mit lang anhaltender Nachwirkung, uns prägend. Als Homöopathen sind wir auf der Suche nach der Causa, die häufig ein Trauma ist.

> Trauma – ein Wort, das sehr bekannt ist und gleichzeitig etwas in uns zum Schwingen bringt, was unangenehm erscheint.
>
> Trauma – ein Zustand, den wir in der Homöopathie kennen, der aber beim genaueren Hinschauen immer wieder aus unserem Gesichtsfeld zu verschwinden scheint.
>
> Trauma – so alltäglich präsent und doch so wenig sichtbar, eher der Schatten eines Ereignisses, das uns ein Leben lang beschäftigen kann.

Die uns bewussten Traumata mögen wir erkennen, doch es gibt eine Dunkelziffer, die erschreckend hoch ist, unerkannte Traumata, die unser Leben geprägt haben und immer noch prägen. Peter Levine, Traumaforscher, schreibt dazu: „Trauma ist möglicherweise die am meisten angefochtene, ignorierte, verharmloste, verleugnete, missverstandene und nicht behandelte Ursache für menschliches Leiden."

Woran liegt es, dass wir trotz unserer homöopathischen Beobachtungsgabe und dem Wissen von Ursache und Wirkung eines Traumas nicht alle traumatischen Ereignisse erkennen können? Zum einen liegt es an dem fehlenden Wissen über das Phänomen Trauma und dessen Diagnose. Diese Lücke versuche ich zum Teil mit diesem Buch zu schließen. Zum anderen liegt es an unseren eigenen Traumata, die wir selbst erfahren haben, die noch immer in unserem Körper gespeichert sind und unsere Lebenskraft mindern. Diese Ereignisse sind zu „blinden Flecken" auf unserer Seele geworden, die, sobald wir versuchen hinzusehen, am Rande unseres Gesichtsfeldes verschwinden und nicht zu greifen sind.

Wir werden blind für die Traumata, die wir selbst erfahren und die wir nicht aufgearbeitet haben, denn sie lösen in uns Stress aus. Der „beste"

Weg, Stress zu bewältigen, ist nicht hinzuschauen und ihn schnell zu vergessen.

So kann es vorkommen, dass der Therapeut, der selbst in der Kindheit geschlagen wurde, nicht erkennen kann, dass ein zu behandelndes Kind, das von einem Elternteil geschlagen wurde, noch im Trauma steckt, und dies in der Behandlung vernachlässigt. In der Supervision angehender Homöopathen erlebe ich immer wieder, dass selbst erlebte Traumata verharmlost, nicht verstanden oder übersehen werden und erst die tiefe Auseinandersetzung mit dem Thema Erkenntnis bringt.

Diese „blinden Flecke" bei uns als Therapeuten bedeuten, dass wir Teile der Anamnese, die uns traumatisch berühren, nicht erkennen oder unterbewerten.

Um sich auf das Thema „Traumata" einzulassen und ein tieferes Verständnis für traumatische Zusammenhänge zu entwickeln, ist es notwendig, als Erstes die eigenen Traumata zu analysieren, um dann einen therapeutischen Blick zu entwickeln, der nicht durch die Brille der eigenen traumatischen Erlebnisse gefärbt ist.

Dieses Buch ist ein Anfang, der Versuch, mich mutig dem Thema „Trauma" zu stellen, weiterzuforschen und besonders Kindern zu helfen. Vor einigen Jahren führte eine gute Freundin meine Frau Anolee und mich durch eine berufliche Visionssuche. Das Ergebnis des Wochenendes ist folgender Satz, gerichtet an unsere Patienten:

„Wir möchten Sie und Ihre Kinder darin unterstützen, ein gemeinsames Leben in Gesundheit, Liebe, Freude und Leichtigkeit zu führen, sodass alle Familienmitglieder ihren Platz und ihren Wert erkennen und die Liebe in Ihrer Familie wieder frei fließen kann.

Auf dem Weg zur Erfüllung unserer Vision sind wir über das Thema „kindliche Traumata" gestolpert und haben erkannt, das wir seit Jahren unbewusst den Schwerpunkt homöopathische Traumabehandlung haben. Jetzt gehen wir bewusster diesen Weg und würden uns freuen, wenn viele Kollegen sich uns anschließen wollen, Kinder durch ihr Leben zu begleiten und möglichst viele Traumata zu überwinden.

Teil I – Traumata und ihre Hintergründe

Was ist ein Trauma?

Trauma ist ein erschreckendes Ereignis, das sich einprägt und Folgen und Auslöser haben kann. Im medizinischen Klassifikationssystem ICD-10 ist es benannt als:

> „[…] ein belastendes Ereignis oder eine Situation kürzerer oder längerer Dauer, mit außergewöhnlicher Bedrohung oder katastrophenartigem Ausmaß, die bei fast jedem eine tiefe Verzweiflung hervorrufen würde (ICD-10) (z. B. Naturkatastrophe oder menschlich verursachtes schweres Unheil – man-made disaster –, Kampfeinsatz, schwerer Unfall, Beobachtung des gewaltsamen Todes anderer oder Opfersein von Folter, Terrorismus, Vergewaltigung oder andere Verbrechen)."

Das dachte ich jedenfalls, bis ich mich intensiver mit dem Thema beschäftigte. Ich erinnere mich an viele Kinder, die mit weit aufgerissenen Augen in meiner Praxis gestanden und versucht haben, jedes Detail der neuen, unbekannten (bedrohlichen?) Situation einzuschätzen. Wie ich schnell begriff, ist dies ein Hinweis auf ein Trauma bei einem Kind.

Das Kontrollierende dieser Kinder ist für alle anstrengend, besonders für die Kinder, da sie nicht mehr Kind sein können. Auch wenn Kinder weder eine Naturkatastrophe noch Folter noch Vergewaltigung miterlebt haben, können sie unter einem Trauma leiden, z. B. wenn sie nach der Geburt für 14 Tage auf eine Intensivstation gekommen sind, getrennt von den Eltern.

Peter Levine, einer der wichtigsten Traumaforscher unserer Zeit, widmet sich ganz der Erforschung des Traumas. Durch seine Schriften lernte ich, dass ein Trauma entsteht, wenn bei Überreizung des Nervensystems die ursprünglich natürliche Reaktion des Organismus von Orientierung, Flucht und Kampf nicht vollständig durchlaufen werden kann oder gar nicht erst zustande kommt. Als Folge finden wir eine Immobilitätsreaktion (Sich-tot-Stellen, Erstarrung).

In der Praxis nenne ich es gern Lähmung, denn genau so fühlen sich traumatisierte Menschen, sie sind wie gelähmt, erstarrt. Und genau so sehen einige Kinder aus, die in die Praxis kommen, sie sind wie gelähmt und suchen (oft mit den Augen) einen Ausweg aus der Erstarrung.

Physiologische Reaktionen

Physiologisch bereitet sich der Körper in einer Gefahrensituation auf einen Angriff oder auf eine Flucht vor. Dafür wird viel Energie aufgewandt und dem Körper zur Verfügung gestellt. Der Organismus wird von Adrenalin durchflossen, er ist bereit, weit über die eigenen Grenzen der normalen Kräfte hinaus aktiv zu werden. Ein Zustand von höchster Spannung ist erreicht, es fehlt nur noch der letzte kleine Schritt, um die rettende Flucht oder den Angriff einzuleiten.

> **Alle Systeme sind voll einsatzbereit**
> **... und nichts passiert.**

Diese bereitgestellte Energie bleibt im Körper gespeichert, wenn sie nicht ausgelöst wird. Dr. Levine beschreibt das Trauma im Sinne seiner Traumatherapie Somatic experiencing (SE)® als eine ...

> „... innere Zwangsjacke, die entsteht, wenn ein verheerender Augenblick in der Zeit eingefroren wird. Es unterdrückt die Entfaltung des Seins und unterbindet unsere Versuche, das schreckliche Geschehen hinter uns zu lassen und unser Leben einfach fortzusetzen.
>
> Es trennt uns von unserem Selbst, von anderen, der Natur und dem Geist. Wenn wir uns durch eine Bedrohung überwältigt fühlen, dann versteinern wir vor Angst, so, als seien unsere instinktiven Überlebensenergien auf dem Sprung, ohne jedoch eine Richtung zu haben."

Reaktionsbeispiele in einer traumatischen Situation

Jeder Mensch reagiert anders in Stresssituationen. Stellen Sie sich vor, Sie gehen nachts nach der Oper oder nach einem Kinobesuch durch die Straßen von Hamburg und sehen, wie ein Paar von einem Mann mit einem Messer bedroht und ausgeraubt wird.

Sie erschrecken und spüren, wie sich eine Spannung in Ihrem Körper aufbaut, die Ihnen verschiedene Möglichkeiten der Reaktion eröffnet.

Reaktionsmöglichkeit 1: Die Flucht
Sie ergreifen die Flucht, um sich in Sicherheit
zu bringen und die Polizei zu holen.

Diese Reaktionsweise finden wir beispielsweise bei **Lycopodium**. Der Lycopodium-Mensch sieht seine eigene Sicherheit im Vordergrund und versucht, dass er bestmöglich aus dieser Situation herauskommt. Sobald er in relativer Sicherheit ist, überlegt er sich, die Polizei zu verständigen und hinterher, wenn möglich, als Retter dazustehen, der viel Anerkennung und Bewunderung bekommt.

Eine andere Variationsmöglichkeit der Flucht finden wir bei **Veratrum album**. Der Veratrum-Mensch fängt im sicheren Abstand an zu pöbeln, zu schreien und herumzuspringen, um den Angreifer zu verunsichern. Sobald dieser sich ihm zuwendet, ergreift er die Flucht, vergrößert den Abstand zur Gefahr, schimpft aber weiter.

Wohlgemerkt handelt es sich bei allen Reaktion um eine instinktive Reaktion des Körpers, die sehr individuell ausfallen kann, aber dem Organismus die Möglichkeit gibt, die aufgebaute Energie der Situation über das motorische Ventil der Flucht zu entlassen. Somit kommt es nicht zu einer posttraumatischen Belastungsstörung und nicht zum Trauma.

Reaktionsmöglichkeit 2: Der Angriff
Sie sind so empört, dass dieser Mensch das Paar bedroht,
sodass sie dazustürzen, um zu helfen.

Diese spontane Reaktionsweise finden wir besonders bei **Phosphor**-Menschen. Die Reaktion kommt so spontan, dass sich die Menschen oft nicht über die Konsequenzen bewusst werden und in einem teilweise naiven Selbstverständnis sich zwischen die Fronten eines Konfliktes stürzen.

Ähnliche Reaktionen finden wir bei den Mittel **Medorrhinum** und **Tuberkulinum**, wobei der Medorrhinum-Mensch aus der inneren Wildheit heraus sprunghaft in das Geschehen eingreift und ihn der Kick des Unbekannten treibt und der Tuberkulinum-Mensch eine gute Möglichkeit sieht, um überschüssige Spannung abzubauen (indem er sich prügelt und verausgabt), um sich darüber mehr zu spüren. Auch hier wird über die Bewegung des Körpers die aufgebaute Energie entlassen, sodass keine weiteren Störungen folgen.

Wenn beide Reaktionsmöglichkeit nicht in Erwägung gezogen werden können oder ausgeschlossen sind, sieht die biologische Programmierung vor, dass Sie erstarren. Wir kennen dies aus dem Tierreich von dem Opossum, der Beutelratte, die sich bei Gefahr durch einen Feind tot stellt und damit einem Angriff entkommt.

Reaktionsmöglichkeit 3: Das Erstarren
Wenn Kampf oder Flucht unmöglich ist
oder als unmöglich wahrgenommen wird,
folgt das **Erstarren**, um ja nicht gesehen zu werden
und das gleiche Schicksal zu erleiden (Totstellreflex).

Diese letzte Alternative beinhaltet das eigentliche Problem dieser intensiven Erfahrung. Im Prinzip handelt es sich hierbei auch um eine instinktive Reaktion, die ohne Schäden durchlebt werden kann. Voraussetzung dafür ist, dass nach dem Erstarren die Energie z. B. durch Entladungen (Zuckungen) der Muskulatur aus dem Nervensystem entlassen wird. Findet dies nicht statt, wird die aufgebaute Energie eingefroren und bleibt als Schock im Nervensystem gespeichert.

Diese Reaktion kennen wir klassischerweise von **Aconitum**, dem bekanntesten homöopathischen Mittel nach Schreck- und Schockerlebnissen. Stumm vom Schock, starrer Blick, vor Schreck gelähmt, starrt fassungslos in die Ferne. Dies sind typische Symptome, die wir bei Aconitum finden.

Gleichzeitig müssen wir auch an **Opium** denken, das weniger Spannung im Körper zeigt (obwohl sie reichlich vorhanden ist), dafür eher in die Antriebsarmut und Passivität rutscht und sich von der traumatischen Situation lähmen lässt. Das Nervensystem speichert diese Energie so lange, bis sie therapeutisch wieder entlassen wird. Das Trauma kann Jahrzehnte später noch mit der gleichen Intensität aktiviert werden, wenn ein Auslöser hinzukommt.

Durch die homöopathische Behandlung eines Traumas entlassen wir die gespeicherte Energie aus dem Nervensystem, die Spannung nimmt ab und das Trauma entlässt die Lebenskraft aus dem Würgegriff. Der Körper löst sich aus der Erstarrung. Durch die Behandlung ist das Trauma nicht verschwunden, es bleibt immer ein Teil der eigenen Vergangenheit und kann auch situativ unangenehme Gefühle hervorrufen. Aber es aktiviert nicht mehr das Gefühl der Lähmung. Ein Teil der eigenen Freiheit ist zurückgewonnen.

Reaktionen im kindlichen Körper

Primär ist ein Trauma **physiologisch** und weniger psychologisch, auch wenn wir die Folgen eines Traumas in der Psyche empfinden. **Instinktiv** reagieren wir, wie schon beschrieben, auf eine Bedrohung, um zu überleben. Wird diese instinktive Reaktion ausgeführt, kommt es **nicht** zu einer Traumatisierung. Kann diese instinktive Bewegung nicht ausgeführt werden, wie wir es häufig bei kleinen Kindern finden, wird sie als traumatisches Ereignis im kindlichen Nervensystem gespeichert.

Dies kann zu verheerenden Auswirkungen auf Körper, Geist und Seele führen und das Kind an die traumatische Situation binden. Je jünger Kinder sind, desto empfindlicher reagieren sie auf traumatische Situationen und umso schlechter können sie diese ausgleichen.

Traumatische Situationen bei Kleinkindern

Kleinkinder haben in stressigen Situationen keine Kompensationsmöglichkeiten:

- Es kann nicht weglaufen und der Situation entfliehen.
- Es kann nicht angreifen.
- Es ist gezwungen stillzuhalten, in Erstarrung zu gehen.

Die einzige Möglichkeit, zu reagieren, wäre zu schreien. Leider unterdrückt der Schock des Traumas bei vielen Kindern auch diesen natürlichen Impuls, sodass sie scheinbar unbeschadet (da sie nicht schreien) ein Erlebnis überstehen, welches sie in Wirklichkeit traumatisiert hat.

Oder das Schreien wird von den Eltern missdeutet und nicht als Hilfeschrei verstanden, sondern als Quengeln. Haben die Eltern selbst Stress oder sind im Schock, werden traumatisierte Kinder schnell mit einem Schnuller oder anderen Tröstern zum Verstummen gebracht.

> „Nicht jeder Kummer ist traumatisch bedingt,
> aber jedes Trauma erzeugt Kummer."
> Peter Levine

Ein Kleinkind, das z. B. angeschnallt in dem Kindersitz eines überhitzten Wagens sitzt, kann seine Notsituation nicht äußern, sich selbst nicht schützen und ist auf die Hilfe anderer (der Eltern) vollständig angewiesen.

Bemerken die Eltern die Not des Kindes nicht, muss das Kleinkind in der Situation ausharren. Passiert das häufiger, rutscht das Kind in ein Trauma, das gekoppelt ist mit der Wärme eines Raumes. Jahre später wird das Kind in der Schule unruhig oder panisch, wenn der Klassenraum im Sommer durch die einfallende Sonne erhitzt wird.

Leider besteht noch häufig diese Vorstellung von Erwachsenen: „Gut, dass unser Kind noch so klein ist, es hat davon gar nichts bewusst mitbekommen." Bei einem Trauma handelt es sich aber weniger um ein bewusst erlebtes Ereignis, sondern vielmehr um eine instinktive Reaktion des Nervensystems. Der Organismus reagiert in der Folge weiterhin auf die Bedrohung der Vergangenheit.

Ein Säugling, der zu lange auf seine Nahrung warten muss, kann dies auch als lebensbedrohlich empfinden, da er nicht sicher weiß, ob er noch etwas zu essen bekommt.

Mit zunehmendem Alter haben Kinder mehr Möglichkeiten der Kompensation eines erschreckenden Ereignisses. Sie können sich besser mit Worten ausdrücken oder über hektische Bewegungen, Weglaufen oder Schlagen mitteilen, dass sie sich in einer bedrohlichen Situation befinden.

Größe der Traumata

Ein Trauma kann ein plötzliches, schlimmes Ereignis sein, das als gewaltig und existenziell bedrohend erlebt wird, z. B. eine Naturkatastrophe, ein Missbrauch, körperliche Gewalt oder ein heftiger Unfall. Diese Ereignisse sind in der Regel im Bewusstsein der Menschen und werden oft auch psychologisch behandelt. Ein Trauma wird aber nicht nur durch katastrophale Ereignisse verursacht.

Die meisten Ereignisse, die oft nicht im Bewusstsein bleiben, aber in gleichem Maße traumatisierend sind, werden durch „alltägliche" Vorfälle, deren Folgen häufig verharmlost werden, ausgelöst.

Alltägliche Traumata
- kleinere Autounfälle oder Stürze, Umkippen mit dem Rad
- kleine Routineeingriffe beim Arzt, Zahnarzt, im Krankenhaus
- Durchmachen einer heftigen Krankheit
- Fast-Ertrinken im Schwimmbad, Getauchtwerden durch Freunde
- Miterleben eines harmlosen Streites der Eltern

- Ermahnungen des Lehrers oder anderer Autoritätspersonen
- Tod des Meerschweinchens u. v. m.

Das Ausmaß des Traumas wird nur zum Teil von seiner Intensität bestimmt. Vielmehr muss die Reaktion des Kindes beobachtet werden, um zu erkennen, dass ein Trauma stattgefunden hat.

So kam vor einigen Jahren die Mutter eines Jungen in die Praxis und berichtete von nächtlichen Schreianfällen des Kindes, die begonnen hatten, nachdem das Kind eines Nachts erbrochen hatte. Leider hatte es dabei seine „Freunde" beschmutzt, die ihm sehr am Herzen liegenden Kuscheltiere. Seit dieser Nacht hatte der Junge Angst, wieder auf seine Kuscheltiere zu erbrechen, und wachte jede Nacht mehrere Male auf und schrie in den höchsten Tönen. Der Schreck, seine Lieblinge beschmutzt zu haben, hatte sich in seinem Nervensystem festgesetzt und wurde jede Nacht zur gleichen Zeit ausgelöst. (Vollständiger Fall auf Seite 42)

Miterleben eines Traumas

Auch das Mitansehen eines Unfalls oder eines anderen Ereignisses kann traumatisierend sein. Die jüngste Tochter meiner Frau sah beispielsweise mit an, wie ihre ältere Schwester nackt durch eine geschlossene Glastür sprang und stark blutend in das nahe gelegene Krankenhaus getragen wurde. Alles drehte sich nur um die schreiende ältere Schwester, die gerettet werden musste. Dabei schien die kleine Schwester ruhig und gelassen die Situation miterlebt zu haben.

Einige Wochen später kletterte sie auf einen Baum und verletzte sich beim Hinabsteigen an einer winzigen Stelle am Bauch. Daraufhin schrie sie stundenlang und konnte durch nichts beruhigt werden. Die kleine Verletzung am eigenen Bauch aktivierte das mit angesehene Erlebnis der Schwester und öffnete ein heilsames Ventil, um die Spannung, die seit Wochen in dem Kind steckte, abzulassen.

Das Mitansehen eines heftigen Unfalls kann für die Kinder, die nicht unmittelbar betroffen sind, heftiger traumatisierend sein als für die Kinder, die mitten im Geschehen sind. Die am Rande beteiligten Kinder erstarren schneller und bleiben traumatisiert, da sie kein Ventil für das Erlebte haben. Oft bleiben sie unbeachtet und fühlen sich allein.

Ein Mädchen, das immer wieder mitansehen muss, wie die Mutter oder der Bruder geschlagen wird, hat manchmal größere Schwierigkeiten, das Erlebte zu bewältigen, als der Geschlagene. Diese Kinder haben das Gefühl, ihnen sei nichts geschehen, aber trotzdem geht es ihnen schlecht.

Durch neueste Gehirnforschungen ist es gelungen, den Mechanismus des Mitfühlens zu erkennen. Die Erforschung der Spiegelneuronen im menschlichen Gehirn gibt uns die Erklärung, warum wir fühlen, was der andere gerade fühlt, warum wir mitleiden, wenn der andere gerade leidet. Wir gehen in (neurobiologische) Resonanz mit einem anderen Menschen – je näher er uns steht, desto intensiver. Kinder, die das besonders viel und intensiv erleben, sind sehr anfällig für psychische Auffälligkeiten, da sie die Gefühle des Gegenübers in sich spüren, als die ihren annehmen und daran erkranken. Die homöopathische Rubrik, die wir in der Praxis nutzen, um diese Kinder aus dem Resonanzfeld, beispielsweise ihrer Eltern, zu holen, ist:

✔ Gemüt, Hellsichtigkeit
  (siehe auch Empfindlichkeit der Kinder, Seite 27)

Unterdrückung von Traumareaktionen

Traumareaktionen, die als Ventil für ein bedrohliches Erlebnis dienen, sind neben dem Schreien besonders motorische Reaktionen.

- Kinder laufen hin und her
- Kinder hampeln herum
- Kinder zucken und rucken

Jede körperliche Reaktion nach einer Gefahrensituation ist der Versuch des Nervensystems, die gespeicherte Traumaenergie zu entlassen. Dürfen Kinder diese Reaktionen nicht leben, weil es gerade nicht in die gesellschaftliche Situation passt (z. B. mitten auf einem Familienfest) oder die Eltern nicht die Zeit dafür haben (wie z. B. auf einer langen Autofahrt), schließt sich das Ventil für das Nervensystem und das Trauma ist entstanden.

Kinder, die etwas Schlimmes erlebt haben, sollten die Freiheit haben, sich zu bewegen oder zu schreien, da es ihnen hilft, nicht traumatisiert zu werden. Alle Beschwichtigungen oder Ablenkungen, jeder Schnuller, der einem Kind in den Mund gesteckt wird, um das Schreien zu unterbinden, jedes Schütteln eines Kindes, im Versuch sie aus dem Schock zu holen, treibt das Trauma in das Nervensystem des Kindes.

Die akute homöopathische Behandlung in dieser Situation ist nicht unproblematisch. Oft sieht der Zustand eines traumatisierten Kindes nach Mitteln wie Aconitum oder Opium aus, die auch sehr hilfreich eingesetzt werden können. Doch decken die Mittel nicht die Tiefe des erlebten Traumas ab, sodass trotz der homöopathischen Erstversorgung ein tiefer gehendes Trauma vorhanden sein kann, aber nicht weiter beachtet wird, da es ja sofort homöopathisch behandelt wurde.

So kann ein kleiner Junge, der nach einer Autofahrt allein im Auto sitzen gelassen wird, da er ja so schön schläft, beim Erwachen aber sich alleingelassen fühlt, im ersten Moment in Panik geraten und Aconitum brauchen, zur Auflösung des Traumas aber ein Traumamittel für das Verlassenheitsgefühl benötigen, wie z. B. Lycopodium. Die hinweisenden Symptome für Lycopodium stellen sich erst langsam nach dem Trauma ein, Unsicherheit, Kontrollzwang oder Ähnliches.

Jedes Trauma in der Vita eines Patienten sollte daraufhin untersucht werden, ob es noch eine emotionale Ladung besitzt und somit noch Einfluss auf die Gesundheit hat.

Auslöser traumatischer Reaktionen

Die Reaktion auf ein Ereignis, das zu einem Trauma geführt hat, kann immer wieder aktiviert werden. Auslöser können Gerüche, Gefühle, Bilder oder persönliche Faktoren sein, die als Schlüsselreiz (Trigger) für die Auslösung des erlebten Traumas fungieren. Auch eine Kombination von Auslösern ist möglich. So vielfältig die Art der Traumatisierung ist, so variabel ist die Art der Schlüsselreize. Der bewusste Umgang mit diesen Triggern ist für Patient und Therapeut essenziell, um die Häufigkeit der Retraumatisierung zu reduzieren.

Für die homöopathische Repertorisation ist das Auffinden des Triggers nützlich, um eine akute Retraumatisierung mit einem akuten homöopathischen Mittel abzupuffern. Für die Repertorisation und Auflösung des Traumas spielt der Trigger eine eher untergeordnete Rolle.

Beispiel: Trigger

Anhand eines einfachen Beispiels möchte ich die Komplexität eines Traumas und seines Triggers erklären. In der Praxis sind traumatische Fälle meist viel komplexer, da wir nicht nur ein Trauma und Auslöser haben und die Situationen schon über Jahre „vergessen" wurden.

Vorgang	Hintergründe
Ein Kind hat ein Gipsbein, da es zu Hause die Treppe heruntergefallen ist.	Hier finden wir das erste Potenzial für ein Trauma: der Sturz, der Beinbruch und der Schock. Aconit und Arnica in Folge können dazu beitragen, dass sich kein Trauma entwickelt.
Das Kind humpelt mit der Gehbehinderung zur Schule und wird bei der Überquerung der Straße fast von einem Fahrradfahrer angefahren. Das Kind kann nicht beiseitespringen, um dem Rad, das sich aus dem Blickwinkel nähert, auszuweichen. Es bleibt nur erschrocken stehen. Der Radfahrer kann gerade noch ausweichen.	Hier findet das eigentliche Trauma statt, das nicht so tief im Bewusstsein des Kindes verankert bleibt, da ja nichts Schlimmes passiert ist. Der Körper stellt aber die Energie zur Fluchtreaktion zur Verfügung und speichert diese im Nervensystem des Kindes. Aufgrund des Gipsbeines kann das Kind aber nicht weglaufen und bleibt in der Spannung des Beinahe-Unfalls stecken.
Wochen später, als der Gips längst vergessen ist, bekommt das Kind Panikanfälle bei Ballspielen in der Sportstunde, die sich keiner erklären kann.	Das Kind, das noch die Spannung des Unfalls in sich trägt, wird mit einer Situation konfrontiert, die ähnliche Gefühle in ihm auslöst wie in der Situation mit dem Fahrrad. Der heranfliegende Ball (ähnlich

Vorgang	Hintergründe
(Fortsetzung vorherige Seite)	dem sich nähernden Radfahrer) kann nicht kontrolliert werden und löst Gefahr und Panik in dem Kind aus, die es empfunden hat, als es dem Rad nicht ausweichen konnte. Es fühlt sich unfähig, einer Gefahr auszuweichen, so als ob der Gips noch da wäre.
Es verweigert den Sportunterricht gänzlich, mag sich nicht mehr bewegen und zieht sich zurück. Es fängt sogar wieder an, mit Puppen zu spielen.	Der Trigger „schnelle Bewegung" weitet sich aus. Die Panik wird nicht nur auf die Bälle bezogen, sondern auf den ganzen Sportunterricht. Gefangen in der Lähmung des Traumas, sieht das Kind den einzigen Ausweg in dem Rückzug in eine sichere Zeit, hier die Zeit des Puppenspielens.

Betrachten wir die homöopathische Behandlung dieses Traumas, könnten wir ähnlich wie in der Situation des Beinbruchs an Arnica und Aconit denken. Manchmal helfen diese Mittel auch nach längerer Zeit, das Trauma des Schreckens zu heilen. Je mehr sich eine Folgesymptomatik aufgebaut hat (hier der Rückgriff in kindliche Verhaltensmuster), desto eher bedarf es eines chronischen Traumamittels.

Repertorisation

✔ Grundtrauma: Schock
✔ Reaktionsart: Lähmung, Entwicklungsstörung, Rückzug
✔ Trigger: sich schnell nähernde Objekte, schnelle Bewegung

	Phos.	Calc.	Sec.	Bor.	Bry.	Sil.	Hyos.	Ph-ac.	Bar-c.	Hell.	Puls.	Chin.	Sulph.	Nux-v.	Cupr.
Total	15	14	12	11	11	10	10	10	10	10	10	9	9	9	8
Rubriken	4	5	4	5	3	5	4	4	3	3	3	4	4	3	5
BESCHWERDEN durch, schl. durch; Schreck, Schock, ... (285)	4	4	3	4	4	4	4	4	3	3	4	3	4	4	4
Allgemeines; ENTWICKLUNGSSTÖRUNG, Verzögerung (50)	3	3	3	1		3	2	1	3			1	1		1
Gemüt; LANGSAMKEIT (177)	4	3	3	1	4	1	1	4	4	3	4	3	4	1	
Gemüt; ZURÜCKHALTEND, reserviert (122)	4	3	3		1	3	1	1		3	3	1	1	1	1
Gemüt; FURCHT; Bewegung, vor (20)		1		4	3	1									1

MacRepertory Pro 7.6.4.7

Calcium-carbonicum ist das Simile, das in diesem Traumafall angezeigt ist, da das Kind sich unbeweglich und der Sportstunde ausgeliefert fühlt und Furcht vor der Bewegung hat. Mögliche Reaktionen wären auch komplette Schulverweigerung, Einnässen, Bauchschmerzen, Aggressivität oder hysterisches Schreien gewesen, die das Kind hätte entwickeln können.

In den letzten Jahren haben wir immer wieder in der Praxis erlebt, dass Kinder durch Filme, Radio- und Fernsehnachrichten (re-)traumatisiert wurden. Heftige Gewalt oder Spannungssituationen können selbst erlebte Ereignisse, die traumatisierend waren, wieder aktivieren. Um den Auslösern eines Traumas auf die Spur zu kommen, sollten alle möglichen Situationen bedacht und hinterfragt werden, um diese dann meiden und das chronische Trauma auflösen zu können.

Vorgänge im Gehirn

Das menschliche Gehirn besteht, vereinfacht gesagt, aus drei verschiedenen Komponenten, die verschiedene Aufgaben erfüllen.

Gehirn	Aufgabe
Frontalhirn (Neocortex)	Denken, Schlussfolgern, Problemlösung
Mittelhirn (Limbisches System)	Gedächtnis, Emotionen, Gefühle
Reptiliengehirn im Mittelhirn (Amygdala)	Überlebensinstinkt, körperliche Empfindungen

Während der Neocortex sich als jüngster Anteil des Gehirns mit dem Denken beschäftigt, ist das schon länger existierende Limbische System in dem Bereich der Emotionen tätig. Beide Bereiche des Gehirns haben sehr unterschiedliche Arten, sich auszudrücken, d. h., die Kommunikation zwischen den beiden gestaltet sich schwer. Der älteste und primitivste Anteil des Gehirns, die Amygdala, ist zuständig für körperliche Empfindungen.

Bei einem Ereignis, das unser Leben bedroht, aktiviert das Reptiliengehirn automatisch eine ungewöhnlich große Menge an Energie in unserem Körper, um aktiv zu werden und den Angriff oder die Flucht vorzubereiten. Diese Energie ist das, was uns in Notsituationen übermenschliche Kraft verleiht.

Als Folge reagiert der Körper instinktiv mit Herzklopfen, flacher Atmung, Abnahme des Ausdrucksvermögens, Zittern durch stark erregte Muskelfasern, Erweiterung der Pupille und anderen Symptomen der Erregung. Der Körper baut viel Energie auf, um sich aus der bedrohlichen Situation zu retten. Wenn der Organismus die Energie abbauen kann, folgt kein Trauma.

Vergleich mit dem Tierreich

Tiere in freier Wildbahn sind auch häufig lebensbedrohlichen Gefahren ausgesetzt, werden jedoch bei Angriffen nicht nachhaltig traumatisiert, da sie über angeborene Mechanismen verfügen, die es ihnen ermöglichen, die hohe, im Überlebenskampf mobilisierte Stressenergie wieder abzubauen. Sie schütteln die zurückgebliebene Energie, durch Zittern, schnelle Augenbewegungen, keuchende Atmung, tiefe spontane Atemzüge ab, bis der Körper die Energie entlassen hat und sein Gleichgewicht wiedererlangt. Dieser Vorgang nennt sich Homöostase, die Selbstregulierung des autonomen Nervensystems.

Der denkende Mensch besitzt zwar den gleichen Mechanismus zur Regulation, doch wird diese instinktgesteuerte Fähigkeit häufig durch den „rationalen" Teil unseres Gehirns, den Neocortex, gehemmt und außer Kraft gesetzt. So freut sich unser Verstand nach dem Erleben eines Traumas, dass nichts Schlimmeres geschehen ist und versucht damit den Instinkt zu besänftigen.

Die starke Kontrolle des verstandbetonten Menschen kann dazu führen, dass die vom Körper im Alarmzustand bereitgestellte Überlebensenergie vom Nervensystem nur unvollständig oder verzögert aufgelöst wird. D. h., die Traumaenergie ist im Organismus erstarrt und im Nervensystem gespeichert. Bei Menschen, die eine schwere Kopfverletzung hatten, wie z. B. einen Schädelbasisbruch, sieht man die Erstarrung des Traumas nicht nur an der steifen, teilweise roboterhaften Motorik, auch die Sprache erstarrt bei einigen Menschen, sodass der natürlich Redefluss von Höhen, Tiefen und Betonungen gefriert und monoton wird.

Zusätzlich führt die Kontrolle, die durch das Frontalhirn geschieht, nicht nur dazu, dass sich Traumaenergie staut. Mit der Zeit werden immer mehr Emotionen angesammelt, die mit dem Trauma verbunden sind und sich destruktiv in der Lebenskraft auswirken.

Wird ein Trauma homöopathisch gelöst, kann es unter Umständen zu gewaltigen Gefühlsausbrüchen kommen, die eine Entladung des gestauten Emotionalkörpers sind und den Patienten die Kontrolle verlieren lassen können. Damit dies kontrolliert geschehen kann, sollte mit der Potenz (vorzugsweise einer LM-Potenz und einer hohen Tassenverdünnung) das Ventil dosiert geöffnet werden. Diese Gefühlsausbrüche sind vergleichbar mit dem Zittern, Beben und Keuchen des Tieres bei der Homöostase.

Das Besondere der Kinder

Kinder in der heutigen Gesellschaft nehmen eine besondere Stellung ein. Sie fordern uns heraus, bringen uns an unsere Grenzen und führen uns zu den Traumata unserer eigenen Kindheit zurück. Jede Generation von Kindern tut dies mit den Eltern. Die jetzige widmet sich dieser Herausforderung aber immer intensiver.

Die kindliche Cancerinie ist das vorherrschende Miasma bei unseren Kindern. Wir leben in Zeiten großer Veränderung, und den Eltern dieser Kinder wird immer bewusster, dass ihre cancerinen Kinder mehr nach Freiheit streben, mehr gefördert werden möchten, intensiver die Familie erleben und erfahren möchten, was eine Gemeinschaft schaffen kann, wenn jeder sich einbringt. Die Kinder fordern mehr Aufmerksamkeit und Entscheidungsgewalt, denn sie wissen in vielen Bereichen ihres Lebens sehr genau, was für sie gut ist. So dürfen Kinder heute mit drei Jahren ihre eigene Kleidung auswählen, entscheiden, was sie essen möchten und was ihnen nicht guttut.

In der Regel wird die Kindheit mehr oder weniger traumatisierend empfunden. Da unsere eigenen Kinder uns in der Zeit zurückführen, in die verdrängte eigene Kindheit, können wir uns durch das wiederholte Durchleben unserer eigenen problematischen Kindheit weiterentwickeln und eine glücklichere Zeit mit unseren Kindern durchleben, als wir sie mit unseren Eltern hatten.

Auch wir waren (und sind) traumatisierte kleine Persönlichkeiten, aber hatten wenig Möglichkeit, um dies zu zeigen. Unsere Eltern waren nicht sehr offen dafür zu sehen, was uns quält und was uns gefällt. Sie waren genug damit beschäftigt, ihre Kriegstraumata zu verarbeiten, meist zu verdrängen. Die heutigen Eltern sind sehr interessiert daran zu erfahren, was die Krankheiten ihrer Kinder mit ihnen selbst zu tun haben. Die Kinder zeigen immer deutlicher, was sich verändern sollte.

Empfindlichkeit der Kinder

Ein weiteres Novum der heutigen Kinder ist die hohe Sensitivität, die die Kinder von Geburt an mitbringen. Schon die tuberkulinen Kinder, besonders aber die cancerinen Kinder haben äußerst feine Sinne, die sehr auf die eigene Umgebung ausgerichtet sind. Sie erspüren alle Emotionen, die „in der Luft liegen", und reagieren darauf.

Dabei übernehmen sie auch gern Emotionen, ohne dass sie es selbst merken. Ziel der Kinder ist es, den Eltern oder Freunden zu helfen; der Preis dafür ist, sich selbst nicht mehr zu spüren. Das sehen wir bei den tuberkulinen Kindern schon daran, dass sie starke Reize brauchen, z. B. feste Umarmungen und klare Grenzen, um sich zu fühlen und daran zu reiben.

Die cancerinen Kinder gehen noch einen Schritt weiter. Sie sind noch offener und geben sich selbst auf. Dieser Zustand ist für das Kind problematisch, da es sehr viel Energie verliert und daran erkrankt.

Im Repertorium finden wir für diesen Zustand die Rubrik:
  ✔ Gemüt, Empfindlichkeit, Überempfindlichkeit, Kinder

Diese gibt uns einen Hinweis darauf, welche Mittel diesen Zustand decken und damit hilfreich für Kinder sein können, die Emotionen übernehmen und daran erkranken. Seit langen Jahren bin ich aber dazu übergegangen, andere Rubriken zu nehmen.

Rubriken für empfindliche Kinder
- ✔ Gemüt, Hellsichtigkeit
- ✔ Gemüt, Ahnungen
- ✔ Gemüt, prophezeien
- ✔ Gemüt, mitfühlend (Kinder)
- ✔ Gemüt, Unglück anderer schl.

Sie drücken in viel stärkerem Maße aus, welche Zustände wirklich zwischen Kindern und ihrem Familiensystem herrschen. Kinder, die Emotionen übernehmen, sind schnell in der chronischen Behandlung blockiert, sodass ein Heilungsverlauf abbrechen kann. Diese Blockade kann durch eine gezielte homöopathische Behandlung durchbrochen werden.

Boswellia serrata (Weihrauch)

Symptome:
Boswellia ist eines der Homöopathika, die den sehr hellfühligen Kindern als Schutz dient. Durch das Mittel können sie leichter in ihrer Liebe und Kreativität bleiben, zentriert sein und sich nicht durch die vielen Eindrücke, die auf das Kind einstürzen, beirren lassen.

Zu leicht rutschen sie sonst in Traurigkeit, Schwere und Verzweiflung, ziehen sich in ihre eigene Welt zurück und betäuben sich mit Süchten. Jugendliche tendieren stark zu Alkohol und Drogen. Boswellia gibt ihnen die Möglichkeit, Klarheit und Gelassenheit zu finden.

> **Hinweise:** Als Mittel zu gebrauchen, wenn Kummer und Verzweiflung bei hellsichtigen Kindern zu groß wird.

Phosphorus (Phosphor)

Symptome:
Phosphor ist das wohl am häufigsten benötigte Mittel bei hellsichtigen Kindern. Als Sonnenschein der Familie wissen sie genau, wem es gut geht und wo Hilfe benötigt wird. Sie können ihre Energie nicht gut bei sich behalten, deshalb brauchen sie immer wieder kleine Pausen, um sich zu regenerieren.

Wenn sie Probleme oder Kummer bei anderen Menschen wahrnehmen, setzen sie sich gern auf den Schoß desjenigen oder versuchen über anderen Körperkontakt dem Leidenden zu helfen. Sie halten es nicht aus, jemanden leiden zu sehen, und versuchen alles, um ihn aufzuheitern. Durch Phosphor erwachen die Kinder aus dem Zwang und Trieb, auszugleichen.

> **Hinweise:** Wird längere Zeit benötigt, da die Kinder erst ein Gefühl für sich entwickeln müssen.

Limenitis bredowii (Kalifornischer Eisvogel)

Symptome:
Dieser Schmetterling gibt den Kindern Schutz, die schutzlos aufgewachsen sind und nicht wissen, was es heißt, behütet zu sein. Sie kennen keine Grenzen, neigen dazu, in den Tag hineinzuleben, scheuen Verantwortung und wollen am liebsten nur das Schöne des Lebens sehen.

Wenn sie die Schwere der Welt erfahren, neigen sie zu Depressionen und Trägheit und driften in eine tiefe Hilflosigkeit ab. Ihre große Liebe zu der Natur und Kindern lässt sie immer wieder zu offen sein für das Leid der Welt. Limenitis gibt den Kindern einen Kokon der Sicherheit.

> **Hinweise:** Als Mittel für hellsichtige Kinder, die gern der problematischen Situation zu entfliehen versuchen und sich in die Natur zurückziehen.

Kinder und Krankheiten

Viele Eltern fragen sich, warum ihre Kinder krank werden. Warum müssen sie derart leiden und können kein unbeschwertes Leben leben, warum bekommen sie schwere Krankheiten wie generalisierte Neurodermitis, kindliche Diabetes oder andere cancerine Erkrankungen?

Natürlich werde ich Ihnen hier keine ausreichende Erklärung dafür geben können, warum unsere Kinder so früh und so heftig Krankheiten entwickeln. Ein Aspekt ist natürlich der erbliche Faktor, die miasmatische, hereditäre Belastung, die die Kinder empfänglich für Krankheit macht. Auch die immer stärker werdende Umweltbelastung und die daraus resultierende toxische Belastung stellen einen Teil des Problems dar.

Aus meinem Verständnis und meiner Beobachtung der letzten 18 Jahre in der Praxis „wählen" Kinder bestimmte Krankheiten, damit sie etwas in der Familie verändern können. Meine Frau und ich haben viele Familien in der Praxis begleitet, die nur aufgrund der Krankheit ihrer Kinder ihr ganzes Leben verändert und angefangen haben zu spüren, was ihnen wirklich wichtig im Leben ist.

Veränderung ist für mich ein wichtiger Grund für häufige kindliche Erkrankungen; Veränderung, die das System Familie erfährt. Eine Veränderung, die den Eltern nicht leichtfällt, die bedeutet, sich aus alten Verstrickungen und Vorstellungen zu lösen und neue, eigene Wege zu gehen. Dass unsere Kinder viele Veränderungen mit sich bringen, kann man schwerlich bestreiten.

Kindliche Krankheiten und deren Bedeutung

Jede Krankheit, die ein Kind bekommt, hat einen Bezug zu dem Grundproblem in dem Familiensystem. In dem Buch „Krankheit als Sprache der Kinderseele" von Rüdiger Dahlke und Vera Kaesemann geben die Autoren wertvolle Einblicke in die Hintergründe kindlicher Erkrankungen. Ohne tiefer in diese Materie einsteigen zu müssen, gibt es einige Grundregeln, die bei der Einschätzung der zugrunde liegenden Ursachen hilfreich sind.

Erkrankungen, die beispielsweise an paarigen Organen stattfinden (z. B. Niere, Ovarien, Schilddrüse, Lunge, Nasennebenhöhlen), haben einen Bezug zu Problemen in der Beziehung. Das können Auseinandersetzungen zwischen den Eltern sein, die vor den Kindern ausgetragen werden oder die aus „Rücksicht" auf die Kinder nicht oder nur subtil ausgedrückt werden. Beziehungsstörungen können aber auch mit dem Freund im Kindergarten oder der Lehrerin in der Schule bestehen. Konfrontiert man die Eltern eines Kindes mit chronischen Bronchitiden mit dieser Tatsache, können sie schnell abgeschreckt sein und sich kritisiert fühlen. Ein sanftes Heranführen an das familiäre Problem ermöglicht es den Eltern, ihren eigenen Anteil an der Krankheit ihres Kindes zu erkennen und daran etwas zu verändern.

Hauterkrankungen haben häufig mit Abgrenzung zu tun, die familiär traumatisch belegt ist, sei es dass ein Teil der Familie sich ganz aus dem gesellschaftlichen Kontakt zurückgezogen hat oder sich nicht genug abgrenzen kann. Kinder mit heftiger Neurodermitis, die seit der Geburt schon besteht, haben neben einer toxischen Ursache häufig Eltern, die eigene Probleme mit Abgrenzung haben. Eine Bearbeitung des zugrunde liegenden elterlichen Problems hilft bei der homöopathischen Behandlung der kindlichen Neurodermitis.

Immer mehr Eltern haben ein Gefühl dafür, was die Ursache für die Erkrankung ihres Kindes sein kann. Sie sehen zeitliche Zusammenhänge zu traumatischen Situationen, trauen sich aber häufig nicht, diese zu äußern, da sie sich nicht kompetent genug fühlen. Bestärkt man die Eltern darin, den eigenen Empfindungen nachzugehen, können Traumaauslöser schnell erkannt werden.

Meistens haben die Eltern ähnliche Dinge selbst am eigenen Leib erfahren und sind ähnlich traumatisiert. Dadurch sind sie nicht in der Lage, sie als pathologisch zu erkennen. Erst durch das vorsichtige Heranführen durch den Homöopathen gelingt es den Eltern, einen objektiven Standpunkt zu gewinnen und zu erkennen, was ihren Kindern – als Wiederholung zu der eigenen Geschichte – an traumatischen Ereignissen widerfahren ist.

Wenn die Eltern über diese Erkenntnis in die eigene homöopathische Traumabehandlung einsteigen, wird die Behandlung des Kindes häufig wesentlich erleichtert.

Fall: Kind folgt dem Vater

Ein Junge von zehn Jahren kommt in die Praxis wegen aggressiven Verhaltensweisen in der Schule. Er wird schnell zornig, schlägt schon wegen Kleinigkeiten und wollte schon seit dem Kindergarten nicht zu der Gruppe gehören. Er musste die erste Klasse wiederholen, da er als unreif eingestuft wurde. In der Praxis erzählt er mit Stolz Geschichten, die er (angeblich) erlebt hat, beendet aber keine seiner Erzählungen, sondern bricht mitten im Satz ab und springt in eine neue Geschichte.

Einen Monat nach Beginn der homöopathischen Therapie zeigt sich das eigentliche Problem hinter seinem Verhalten, er kommt weinend nach Hause, da er (schon seit Jahren) in der Schule gemobbt wird und nicht mehr weiß, wie er damit umgehen soll. Der Schutz der Aggressivität hat sich unter **Medorrhinum** aufgelöst und zeigt die wirklichen Probleme auf. Daraufhin stellt sich heraus, dass der Vater die gleichen Schwierigkeiten in der Schule hatte und in gleicher Weise auffällig war.

Durch eine kombinierte Behandlung von Vater und Sohn und nach einigen Familienaufstellungen kann das Grundthema „Nicht erwünscht zu sein" aufgedeckt und therapiert werden. Oft folgen die Kinder dem Beispiel der Eltern und entwickeln ähnliche Symptome, da die systemischen Hintergründe sie dorthin drängen, um erkannt und behandelt zu werden.

Das Trauma wurde in diesem Fall repertorisiert mit den Symptomen:
- ✔ Gemüt, Verlassen zu sein, Gefühl (Trauma)
- ✔ Gemüt, Zorn, Ärger, Kinder, bei (Reaktionsart)
- ✔ Gemüt, Schlagen, schlägt (Reaktionsart)
- ✔ Sprechen und Stimme, Sprache, Sprechen, Satz beenden, kann nicht den

	Phos.	Calc.	Sec.	Bor.	Bry.	Sil.	Hyos.	Ph-ac.	Bar-c.	Hell.	Puls.	Chin.	Sulph.	Nux-v.	Cupr.
Total	15	14	12	11	11	10	10	10	10	10	10	9	9	9	8
Rubriken	4	5	4	5	3	5	4	4	3	3	3	4	4	3	5
BESCHWERDEN durch, schl. durch; Schreck, Schock, … (285)	4	4	3	4	4	4	4	3	4		3	3	4	4	4
Allgemeines; ENTWICKLUNGSSTÖRUNG, Verzögerung (50)	3	3	3	1		3	2	1	3				1	1	1
Gemüt; LANGSAMKEIT (177)	4	3	3	1	4	1	1	4	4		3	4	3	4	1
Gemüt; ZURÜCKHALTEND, reserviert (122)	4	3	3	1		1	3	1			3	3	1	1	1
Gemüt; FURCHT; Bewegung, vor (20)		1		4	3	1									1

MacRepertory Pro 7.6.4.7

Arten der Traumatisierung

Nicht alle Traumata sind sofort sichtbar. Wir unterscheiden Einzeltraumata und Mehrfachtraumata, die im Verlauf sehr unterschiedlich sind und trotzdem den gleichen lähmenden Effekt auf das Kind haben. Immer fühlt sich das Kind seines Lebens nicht mehr sicher, kann sich der Situation aber nicht entziehen und baut ein Trauma auf, das im Nervensystem des Kindes gespeichert bleibt.

Einzeltraumatisierung

Einzeltraumata (Trauma Typ I) sind kurze, plötzlich traumatische Erlebnisse, in denen das Kind das Gefühl hat, in Lebensgefahr zu sein. Dies kann einen Unfall, Fast-Ertrinken oder ähnliche Situationen beinhalten, in der das Grundvertrauen von Sicherheit erschüttert wird. Das Kind fühlt sich hilflos und ausgeliefert und erstarrt im Trauma.

Wie schon erwähnt, können auch andere plötzliche Traumata, die von dem Kind als lebensbedrohlich erlebt werden, eine Einzeltraumatisierung auslösen, wie z. B. das Steckenbleiben im Geburtskanal, die Blinddarmoperation, das Verlorengehen am Strand oder die Hitze im geschlossenen Auto. Gerade die unspektakulären Einzeltraumata sind die Blockaden in der homöopathischen Behandlung, da sie unentdeckt und unbeachtet bleiben.

> **Fall: Sturzfolgen**
>
> Ein vierjähriges Mädchen kommt in die chronische Behandlung wegen Hautproblemen und einer Fallsucht. Sie ist sehr unruhig und stürzt auffällig häufig auf den Kopf. In der Anamnese stellt sich heraus, dass die Mutter kurz vor der Geburt auf der Straße gestürzt und auf den Bauch gefallen war. Trotz Arnika-Gaben kam es am nächsten Morgen zu einem Blasensprung. In einer schnellen Geburt wurde das gesunde, wache Kind geboren.
>
> In den ersten Wochen nach der Geburt war das Kind viel wach, leicht erregbar und kam selten in den Tiefschlaf. Mit Beginn der motorischen Entwicklung begannen dann die Stürze auf den

> Kopf, die in diesem kindlichen Entwicklungszeitraum normal sein können. Mit einer zunehmenden motorischen Sicherheit endeten diese Unfälle aber nicht.
>
> Unter täglichen **Arnika**-Gaben verbessert sich die Fallneigung, nach 14 Tagen stürzt sie noch einmal von der Schaukel, danach nicht wieder. Manchmal können auch Stürze, die schon homöopathisch vorbehandelt sind, tief greifende und lang anhaltende traumatische Folgen haben.

Mehrfachtraumatisierung

Bei einem Mehrfachtrauma (Trauma Typ 2) kommt es über einen längeren Zeitraum oder wiederholt zu traumatischen Erlebnissen. Anfänglich kann das Ereignis ganz harmlos erscheinen, aber mit der Zeit wird der bedrohliche Anteil des Erlebnisses immer stärker, bis eine existenzielle Bedrohung erreicht ist. Dieser schleichende Prozess ist für Außenstehende nicht immer leicht zu erkennen. Dies geschieht beispielsweise bei Mobbing und Missbrauch, wodurch langsam das Selbstwertgefühl der Kinder zerstört wird.

Aber auch harmlosere Erlebnisse wie Auseinandersetzungen, Bevormundung oder das Überschreiten von Grenzen können über einen längeren Zeitraum und bei häufiger Wiederholung traumatisierend sein. So kann ein Kind, das gegen den eigenen Willen immer von Verwandten zur Begrüßung die Haare gestreichelt bekommt, über die Jahre ein Trauma aufbauen, das durch die Annäherung einer Hand an den Kopf ausgelöst wird. Oder aber der immer wieder mahnende, erhobene Zeigefinger des Vaters kann traumatisch belegt sein.

Der verächtliche Blick eines Lehrers kann beim ersten Mal Belustigung bei einem Jugendlichen hervorrufen, beim zehnten Mal ein mulmiges Gefühl im Solarplexus und beim fünfzigsten Mal Panik und Mundtrockenheit, mit der Unfähigkeit zu sprechen.

Gerade die Problematik der Mehrfachtraumatisierung ist für viele schwierig zu verstehen, da es kein einmaliges, einschneidendes Ereignis gibt, dem die „Schuld" zugeschoben werden kann. Anhand der ausgelösten Traumasymptome kann man erkennen, dass ein Trauma existiert.

Traumatisierte Kinder, die langsam in ihr Trauma hineingewachsen sind, neigen dazu, nur bei sich die Schuld zu suchen und nur schwer einen anderen Grund zu akzeptieren. Diese cancerine Sichtweise, die Verantwortung für alles und jeden zu übernehmen, ohne zu reflektieren, dass auch andere Beteiligte Verantwortung tragen (sollten), erschwert eine Behandlung des Traumas.

Viele Kinder tragen heute Verantwortungen, die nicht ihre sind. Um eine grundlegende Heilung zu erzielen, ist es ratsam, den Eltern und Kindern die Rolle bewusst zu machen, die die Kinder im Familiensystem haben. Dadurch können sie bewusster entscheiden, Verantwortungen abzugeben und damit ihre Rolle in der Familie zu verändern.

Fall: Dysmenorrhoe

Ein 13-jähriges Mädchen ist in Behandlung wegen einer Dysmenorrhoe. Seit ihre Menstruation vor einem halben Jahr unregelmäßig begonnen hat, hat sie heftige Schmerzen vor und während der Menstruation. Gut gewählte Homöopathika erzielen keinen durchschlagenden Erfolg, sodass in einer Familienaufstellung eine Klärung erfolgt. In der Aufstellung kommt zutage, dass das junge Mädchen sich dafür verantwortlich fühlt, dass die Eltern zusammenbleiben. Daraufhin übernehmen die Eltern die Verantwortung für die Klärung ihrer Beziehung und signalisieren der Tochter, dass sie die bisher übernommene Verantwortung nun zurückgeben darf.

Diese Aufgabe, allein die Verantwortung für ihre Beziehung zu tragen, nehmen die Eltern mit in den Alltag hinein, und innerhalb des nächsten Monats schwinden die Menstruationsschmerzen des Mädchens beträchtlich unter der weiterlaufenden homöopathischen Behandlung. Zwei Monate später berichtet die Mutter begeistert, dass ihre Tochter viel mehr Verantwortung für sich selbst und ihre Entwicklung trägt und sich mehr von den Eltern abgenabelt hat.

Komplexe Traumatisierung

Bei schweren anhaltenden traumatischen Erfahrungen spricht man von einer komplexen Traumatisierung, bei der die Traumasymptome auch in einer zeitlichen Verzögerung, teilweise erst nach Jahren auftreten können. Es kann zu starken psychosozialen Störungen kommen.

Weitere Unterscheidungen von Traumata können sein:
- Erlebnisse, die von Menschen verursacht werden
- Unfälle, Naturkatastrophen und Kriege
- lebensgefährliche Erkrankungen
- Verlust eines Angehörigen, subjektive Bedrohungen

Erbtraumata

Als Erbtrauma benennen wir ein Ereignis, das nicht in die Zeit des Kindes fällt, aber über die systemische Belastung des Kindes Einfluss auf die Gesundheit der nächsten Generationen hat. So können Kriegserlebnisse wie Flucht, Mord, Verfolgung oder Erfahrungen im Konzentrationslager die Kinder oder Kindeskinder stark belasten.

Die traumatischen Erlebnisse der elterlichen Schulzeit oder die Scheidung der Eltern findet sich im Erbtrauma der Kinder wieder und beeinflusst deren Schulzeit und Partnersuche. Auch der Verlust eines Geschwisterkindes durch Abtreibung, Fehlgeburt, Krankheit oder Unfall sind prägende Traumata, die von Generation zu Generation weitergereicht werden und immer wieder in Variationen durch die Familie geistern, bis das Grundtrauma systemisch und homöopathisch aufgearbeitet und aufgelöst wird.

Stellvertreterkrankheiten

Häufig entwickeln Kinder Krankheiten, die aus der familiären Situation heraus entstehen. Die Kinder sind an sich nicht selbst krank, sondern versuchen durch die Entwicklung von Krankheit die Aufmerksamkeit der Eltern zu erreichen. Dabei ist die vermehrte Aufmerksamkeit nicht das Ziel der Kinder, sondern der Wunsch, etwas an dem Zustand der herrschenden familiären Situation zu ändern.

Wenn die Beziehung der Eltern gelitten hat und zunehmende Spannungen zwischen Vater und Mutter bestehen, beginnen einige Kinder stellvertretend für die Eltern die Spannungen in Form von Auseinandersetzungen zu leben. Dies kann sich im Kindergarten oder in der Schule dadurch zeigen, dass die Kinder aggressiv oder anders auffällig werden. Als Therapeut sollte man immer bedenken, dass die Kinder den großen Wunsch haben, eine familiäre Lösung herbeizuführen und dafür auch bereit sind, Spannungen für die Eltern (oder andere prägende Teile der Familie) zu übernehmen.

Familiengeheimnisse

Geheimnisse in der Familie lasten schwer auf Kindern und können als ein weiteres Erbtrauma angesehen werden. Scheinbar harmlose Situationen, wie z. B. der Ausspruch von Eltern: „Sag deiner Schwester nicht, dass du noch ein Eis bekommen hast, die ist schon dick genug", macht das Kind zu einem Verschworenen. Das Problem, das die Eltern mit der Tochter haben, wird dem Bruder aufgeladen und von Kindern sehr ernst genommen.

Zuerst fühlt sich der Bruder bevorzugt, da er mehr bekommt und mehr weiß. Auf längere Sicht werden Kinder immer mehr zu einem Geheimnisträger und mit Informationen belastet, die in der Verantwortung der Erwachsenen sein sollten.

Wenn Eltern, Familie oder Freunde sich überfordert fühlen, versuchen sie, die Last mit anderen zu teilen. Ein natürlicher Vorgang wäre es, einen befreundeten Erwachsenen zurate zu ziehen. In Ermangelung dieser Freunde werden Kinder hinzugezogen und damit in die Welt der Erwachsenen eingeführt, ohne dass sie die geistige oder emotionale Reife dafür haben.

Häufige „große" Familiengeheimnisse sind:
- sexueller Missbrauch an Kindern
- physische Misshandlungen als Kind
- Inzest
- Mord
- Politische Belastung/Verbrechen
- Kriegstraumata
- Suizid von Verwandten
- Abschiebung von behinderten oder „verrückten" Familienmitgliedern
- Abweichungen von der sexuellen Norm u. Ä.

Immer wieder kommt es in Familien zu Problemen dieser Art, die aber systematisch verschwiegen und nur unter der Androhung von Strafe weitererzählt werden. Als Eingeweihter wird ein Kind automatisch Teil dieses Familiengeheimnisses und ist genötigt, die Verschwörung weiterzutragen. Selbst wenn Kinder noch zu klein sind, um eine Ahnung von den Geschehnissen zu haben, sind die Auswirkungen des familiären Geheimnisses bei Kindern potenzielle Krankheitsauslöser, Blockaden oder sogar Traumata.

Genauso belastend für das familiäre Gefüge sind Situationen wie:
- Hintergehen beim Erbe/geheime Geldangelegenheiten
- Untergeschobene Kinder
- Süchte in der Familie
- Gewalt in der Familie u. Ä.

Überall, wo Kinder etwas verschweigen sollen, obwohl sie das Bedürfnis verspüren, darüber zu sprechen, es aber in bestimmten Kreisen nicht dürfen, entsteht ein Familiengeheimnis, das die Kinder so lange belastet, bis es gelöst ist. Die Situationen dafür sind mannigfaltig, und es bedarf einer großen Aufmerksamkeit des Therapeuten, sie zu erkennen, da sie ja ein Geheimnis sind!

Besonders lang anhaltende Familiengeheimnisse sind Mehrfachtraumatisierungen, die über einen gewissen Zeitraum ihre traumatische Energie aufbauen und dann ihre maximale lähmende Wirkung entfalten.

Gesellschaft als Traumatisierung

Franz Renggli schildert in seinem Artikel „Der Ursprung der Angst", dass seit Tausenden von Jahren Mütter und Babys in allen Hochkulturen der Welt voneinander getrennt werden – als emotionale Einpassung an das entfremdete Leben in den Städten. Die ersten Hochkulturen, welche uns davon erzählen können, sind die Sumerer und nachfolgend die Babylonier.

In allen ursprünglichen Kulturen werden die Kinder mit ständigem Körperkontakt groß und fühlen sich sicher und geborgen. Wie viel Zeit haben wir noch in unserem sehr strukturierten Tagesablauf für Körperkontakt und Nähe zu unseren Kindern?

In der Tiefe der Seele jedes Menschen aller Hochkulturen befindet sich ein in Angst und Panik versetztes verlassenes Baby. Eine Hölle von Vereinsamung, in mehr oder weniger hohem Ausmaß.

Sind wir wirklich bereit, diesen Preis für unsere „europäische Hochkultur" zu bezahlen? Und wann gehen wir damit unter?

Immer mehr müssen wir in dem System funktionieren, so wie unsere Kinder auch diesem System angepasst werden müssen. Wie viele Mütter haben wir in der Praxis, die verzweifelt sind, dass ihr Kind krank ist, die lieber zu Hause bleiben würden, weil sie wissen, dass es den Kindern allein damit besser gehen würde! Wie viele zerrissene alleinerziehende Mütter gibt es, die keinen anderen Ausweg sehen, als ihr Kind schnell wieder gesund zu bekommen und den Weg der Allopathie zu gehen!

So wie ihre Eltern müssen auch die Kinder immer mehr funktionieren. Immer mehr Familien sind darauf angewiesen, dass beide Elternteile arbeiten. Dieser Druck, der auf den Erwachsenen lastet, wird natürlich auch an die Kinder weitergegeben. Auch wenn die Eltern dies nicht bewusst machen und sogar dann, wenn die Eltern es gezielt für sich behalten möchten und nur untereinander über den gesellschaftlichen bzw. finanziellen Druck reden, spüren die Kinder schon die kleinsten Veränderungen und reagieren oft gesundheitlich.

Ist unsere Politik und die dadurch geformte Gesellschaft wirklich familien- und kinderfreundlich, oder geht es mehr darum, das Geld fließen zu lassen? Die Gesellschaft muss sich ändern, damit unsere Kinder wieder Kinder sein dürfen, damit Erziehung nicht zum Trauma wird.

Traumasymptome bei Kindern

Kinder, die bedrohliche Erlebnisse erfahren haben, zeigen das Trauma durch spezifische Symptome an. Dabei ist es nicht relevant, ob ihr Hamster gestorben ist oder sie einen schweren Autounfall miterlebt haben. Jedes Mal wenn ein Kind sich existenziell bedroht fühlt, entwickelt es Symptome eines Traumas. So wurde beispielsweise eine Feuersirene, die jeweils am ersten Sonnabend des Monats getestet wurde, zum Trauma für ein kleines Kind, das gerade umgezogen war und daraufhin asthmatisch wurde.

Wenn wir die Ursache eines Traumas herausfinden, ist es leichter, dieses zu behandeln und den Schock aus dem Nervensystem zu entlassen. Bei vielen Kindern ist das Trauma nicht bekannt (weil es abgespalten und verdrängt wurde) und auch nachträglich schwer zu eruieren.

Peter Levine und Maggie Kline beschreiben in ihrem Buch „Verwundete Kinderseelen heilen" folgende Traumasymptome bei Kindern:

Babys (1. Lebensjahr)

> **Schlafstörungen** sind die häufigsten Reaktionen eines traumatisierten Babys.

Babys können sich direkt nur über Schreien äußern. Leider gibt es viele verschiedene Gründe, warum ein Baby schreit, sodass das Schreien aufgrund eines Traumas zuerst schwer zu erkennen ist. Die aufmerksamen Eltern lernen aber schon nach kurzer Zeit die verschiedenen Arten des Schreiens zu differenzieren. Anhaltendes Schreien und Jammern, das weder einem Grundbedürfnis des Babys (nach Nähe, Nahrung, Schlaf, Wärme, Schutz, Pflege, Liebe, Geborgenheit) noch einem medizinischen Hintergrund (z. B. Blähkoliken, Dentitionsbeschwerden, KiSS-Syndrom oder zentralnervösen Störungen) zugeordnet werden kann, sollte als ein traumatischer Hinweis gewertet werden.

Hinweise auf Traumata bei Babys:
- Jammern, Schreianfälle, impulsives Verhalten (Ign., Arg-n.)
- Schweres Atmen (Acon., Cina, Nux-v.), Aufregung
- Ängste, Vermeidungsverhalten, ängstliches Anklammern
- Schlafstörungen (Einschlafen, Durchschlafen, Pavor nocturnus)
- Fahrige Bewegung (Cupr., Gels., Puls.), erhöhte Aktivität, Veränderung des Temperaments
- Verschließen, Wegtreten (aus dem Körper austreten), Gefühlloswerden, Einfrieren (Steckenbleiben in Situationen)
- Glasige Augen (Acon., Bell., Lach., Op.), verarmter Ausdruck, leerer Blick (Anac., Falco-p., Phos., Thuj.) (Eine automatische Reaktion des Nervensystems bei Übertretung der Belastbarkeit.)
- Verzögerung von Entwicklungsschritten

Kleinkinder (1.–3. Lebensjahr)

> **Depressionen** bei Kleinkindern äußern sich durch Schlafstörungen, Ess-Störungen, Tics und Entwicklungsverzögerungen.

In der Regel sind kleine Kinder nicht in der Lage, ihren Kummer in Worte zu fassen, auch wenn sie schon gut sprechen können. Besonders empfindlich sind Babys, die in der Schwangerschaft belastende Situationen erlebt haben oder eine lange, schwierige Geburt hatten. Kleinkinder drücken ihr Trauma gern durch gesteigerte Motorik und Ängste aus.

Hinweise auf Trauma bei Kleinkindern:
- Neue Ängste, Depressionen
- Kontrolle – Kinder versuchen zu kontrollieren, wann Mama erreichbar ist
- Vermeidungsverhalten – Kinder wollen nicht mehr bei dem besten Freund spielen u. v. m
- Reizbarkeit – impulsives Verhalten, Wut, Weinen
- Rückzug – lethargisch, scheu (Calc., Lyc., Syph., Arg-n.)
- Verzögerung von Entwicklungsschritten (Tub., Carc., Thyr., Calc., Bar-c.)
- Veränderung im Spielen, Malen (Beim traumatischen Spiel wird das Ereignis ständig wiederholt.)
- Schlafveränderungen, Schlafstörungen (gestaute Energie, Träume), sich aufdrängende Erinnerungen (Bilder, Albträume)
- Erhöhte motorische Aktivität, Hyperaktivität
- Übersteigerte emotionale Reaktionen, Ängste (häufig die Angst, allein gelassen zu werden)
- Gedämpfte kindliche Freude – Kinder können sich nicht mehr richtig freuen
- Bauchweh, Durchfall (Puls., Sulph., Nat-m., Ip.), Kopfschmerzen
- Rückzug in frühere Entwicklungsphasen (Calc., Med., Tub., Carc.), z. B. Daumenlutschen, Einnässen, Verlangen nach dem Trinken aus der Flasche, Babysprache (Bar-c., Arg-n.)
- Essstörungen, Verweigerung von Essen

Schulkinder

Einige Reaktionen von Schulkindern werden gern als ADHS oder aggressive Verhaltensstörungen fehlinterpretiert. Zwar können sich Kinder in dem Alter schon sehr konkret ausdrücken, aber die Spannung des Traumas lässt das Erzählte zusammenhanglos und nicht nachvollziehbar erscheinen. Deshalb nutzen sie die Möglichkeit, sich motorisch auszudrücken, versuchen die Spannung des Traumas körperlich abzubauen.

Andere Kinder reagieren mit Rückzug und Schuldgefühlen, die sie eher lähmen und Ängste entstehen lassen.

Hinweise auf Trauma bei Schulkindern:
- Übererregung, Aggressionen, Rachegedanken (Nat-m., Anac., Sulph., Nit-ac.), rastlose Beine
- Scham- und Schuldgefühle, Selbstverurteilung (Aur-m-n., Nat-m., Thuj.), Mangel an Selbstvertrauen (Lyc.)
- Geheimnisse, Entfremdung von der Familie
- Rückzug aus Freundeskreisen oder Vereinen
- Ängste, Schulphobie (Puls., Gels., Lyc., Thuj.)
- Konzentrationsstörungen
- Spielen der traumatischen Situation
- Aberglaube, starke Befürchtungen, magisches Denken (Arg-n., Med., Tub.)
- Unzusammenhängender Redefluss

Fall: Schockfolgen

Ein Junge von zweieinhalb Jahren hatte im hohen Fieber beim Erwachen aus dem Mittagsschlaf erbrochen und dabei seine Kuscheltiere beschmutzt. Seit diesem Ereignis war er fast jede Nacht schreiend mit der panischen Angst erwacht, wieder auf seine Tiere erbrochen zu haben. Im Schreien war er nicht zu beruhigen und steigerte sich jedes Mal so sehr, dass er wirklich erbrach. Er hatte große Angst allein und im Dunkeln.

Unter Aconitum C 200 verändert sich nicht viel an den nächtlichen Schrei- und Brechanfällen. Unter Phosphor verschwinden die Anfälle in wenigen Tagen.

Repertorisation:
- ✔ Schreck, Schock (Trauma)
- ✔ Schreien, Panik (Reaktionsart)
- ✔ Wiederkehrende Angstanfälle
- ✔ Erwachen wie durch Schreck (Pavor)
- ✔ Schuldgefühle
- ✔ Furcht in der Dunkelheit

	Sulph.	Puls.	Phos.	Ars.	Stram.	Cham.	Lac-c.	Lyc.	Nux-v.	Zinc.	Nat-m.	Calc.	Hyos.	Med.	Caust.	Ign.	Tub.
Total	19	18	17	15	14	14	14	14	14	13	13	13	13	13	13	13	13
Rubriken	6	5	6	5	5	5	5	5	5	6	5	5	5	5	4	4	4
BESCHWERDEN durch schl. durch; Schreck, Schock, Furcht… (285)	4	4	4	4	4	3	4	4	4	4	4	4	3	4	4	4	
Gemüt; SCHREIEN, Kreischen, Brüllen; Kindern, bei (75)	3	4	1		1	3	4	2	3	2	1	1	1	1		3	4
Gemüt; ANGST; regelmäßig wiederkehrende Anfälle (13)	3		3		3				1								
Schlaf; ERWACHEN; Schreck, wie nach (156)	4	4	3	3	3	3	1	4	3	4	3	4	4	3	3	3	4
Gemüt; ANGST; Gewissensangst (132)	4	3	3	4	3	1	3	1	3	3	3	1	3	3	3		
Gemüt; FURCHT; Dunkelheit, vor (81)	1	3	3		1	4		3	3	1	1	1	3	1	3	3		1

MacRepertory Pro 7.6.4.7

Jugendliche

> **Borderline-Syndrom** im Repertorium: Gemüt, Schlagen, Kopf – Gemüt, Quält sich selbst – Gemüt, Verstümmeln

Bei Jugendlichen zeigen sich plötzliche Veränderungen und heftige Reaktionen, die leider schnell der Pubertät und den veränderten Hormonen zugeschrieben werden. Die Flucht in die Sucht und Ablenkung ist sehr groß und erschwert die Einschätzung des jungen Menschen und das Erkennen seiner ursprünglichen Traumata.

Hinweise auf Trauma bei Jugendlichen:
- Abrupte Veränderung in Beziehungen, plötzliches Desinteresse an Menschen, die sie zuvor mochten (Aur., Calc-c., Carc.)
- Absonderung, Rückzug von der Gesellschaft, Depression
- Grundlegende Veränderung von Zensuren, Lebenseinstellungen, Erscheinungsbild
- Plötzliche Verhaltensänderung (Wiederholen der traumatischen Situation)
- Plötzliche Stimmungsschwankungen (Sep., Sac-alb.), Angst, Depression, Selbstmordgedanken (Aur-m-n., Med., Puls.)
- Plötzliches Desinteresse an Sport und Hobbys
- Selbstverletzung, Borderline-Persönlichkeit (Bac., Carc., Lac-h., Stram.)
- Vermeidung von Situationen
- Flucht in die Alkohol- und Drogenabhängigkeit
- Suchen gefährlicher Abenteuer, um sich abzulenken
- Reizbarkeit, Wut, Rachegelüste, Hyperaktivität
- Häufig wechselnde Sexualpartner (Med., Staph., Verat.), Ablenkung über Musik

Teil 2 – Trauma und Homöopathie

Das Trauma als Causa für eine Erkrankung ist schon immer in der Homöopathie sehr wichtig gewesen und in der Hierarchisation der Symptome von großer Bedeutung. Leider zeigen sich Traumata nicht immer so deutlich, sodass eine gewissenhafte Traumaanamnese und Traumadiagnostik vonnöten ist, um entstandene Traumaerlebnisse aufzulösen.

Weiterhin ist die miasmatische Einschätzung eines Traumas von großer Wichtigkeit, da beispielsweise ein sycotisches Kind im Trauma syphilitisch reagieren kann. Die Reaktionsart des Kindes ist also von maßgeblicher Bedeutung. Deshalb sollte ein großes Augenmerk auf die individuellen Reaktionen der Miasmen gelegt werden, da sie uns den entscheidenden Hinweis auf ein miasmatisches Traumamittel geben können.

Miasmen und Kinder

Seit vielen Jahren unterrichte ich Miasmen an verschiedenen homöopathischen Schulen. Die Auseinandersetzung mit dem Thema „Miasma" und die Sichtweise der meisten Homöopathen hat mich in den letzten Jahren zunehmend irritiert, denn immer wird die energetische miasmatische Verstimmung der Lebenskraft als Feindbild genommen. Alle Kraft wird in den Kampf gegen die Miasmen gesteckt; dabei kann es nicht richtig sein, gegen irgendetwas zu kämpfen.

Jedes Mal, wenn wir etwas nicht wollen und gegen diesen Zustand ankämpfen, richten wir unsere volle Aufmerksamkeit auf dieses Problem und lassen es dadurch größer werden. Wenn wir akzeptieren lernen, dass es Miasmen und Krankheiten gibt und diese ein Ausdruck der kindlichen derzeitigen Situation sind, hören wir auf zu kämpfen und bekommen die Chance, die Potenziale des Kindes zu erkennen. Gerade Kinder mit Neurodermitis scheinen gegen die eigene Haut zu kämpfen, und die Eltern unternehmen alles, um die Kinder im Kampf zu unterstützen. Oft mit verheerenden Folgen.

Den Eltern dieser Kinder versuche ich die Idee näherzubringen, dass die Neurodermitis ein Teil des Kindes ist, das nicht sofort verschwinden kann und es auch nicht sollte. Wenn die Eltern es schaffen, ihren Fokus, den sie auf der Krankheit haben, zu verschieben, erblicken sie ein ganz anderes Kind.

Ähnlich verhält es sich mit den Miasmen. Jeder Kampf gegen die Miasmen lässt sie noch stärker, noch komplizierter werden. Meiner Beobachtung nach verkörpert jedes Miasma in Wirklichkeit eine Kraft, die mit einem Potenzial verbunden ist. Diese spezifische Kraft jedes Miasmas kann im erlösten oder im unerlösten Zustand sein.

Nehmen wir als Beispiel das Miasma der Syphilis. Der unerlöste Zustand ist, dass es zerstörerisch ist und hartnäckig sein Werk fortsetzt. Psychisch begegnen wir Kindern, die dickköpfig sind und beharrlich ihre Meinung durchsetzen. Sie wollen nur die Strümpfe haben, die ihnen gefallen und die keine Falten werfen, und wenn die Strümpfe nicht richtig sitzen, dann müssen sie so lange zurechtgerückt werden, bis alles stimmt.

Der erlöste Zustand der Syphilis ist das hartnäckige Festhalten an der eigenen (richtigen) Meinung, das darauf Beharren, dass jeder selbst nur weiß, was am besten für ihn ist. Hier wird die Hartnäckigkeit, die als pathologisch angesehen wird, zu einer Tugend, einem Potenzial. Viele Menschen haben Ideen, wie sie die Welt verändern könnten, aber nicht die Hartnäckigkeit (als Potenzial der Syphilis), diese Ideen zu verfolgen.

Fall: Dellwarzen

So erlebte ich kürzlich, wie ein fünfjähriger Junge seine Dellwarzen dafür nutzte, der Familie ein Trauma aufzuzeigen. Nach längerer homöopathischer Behandlung waren die Warzen endlich verschwunden, woraufhin die Mutter erleichtert den Beginn eines Schwimmkurses für das Kind ankündigte. Zwei Tage später waren die Warzen wieder im alten Umfang auf der Haut.

Als er in die Praxis zur Untersuchung kam, wünschte er sich sehnlichst ein Mittel, das die Warzen größer werden lässt, damit er nicht schwimmen lernen muss. Bei genauerer Befragung der Mutter kam heraus, dass er die Nabelschnur unter der Geburt viermal um den Hals gewickelt hatte. Einige dieser Kinder mögen die Berührung des Wassers am Hals nicht, da es sie an die Nabelschnurstrangulation erinnert. Durch das Wiederauftreten der Dellwarzen hat das Kind wiederholt versucht, Hinweise auf ein Trauma zu geben, das der Lebenskraft viel Energie gekostet hat. Die Strangulation und die Angst vor dem Wasser geben einen deutlichen Hinweis auf **Lachesis.**

- Strangulation (Trauma)
- Verweigerung (Reaktionsart)
- Angst vor Wasser

	Lach.	Stram.	Bell.	Hyos.	Arg-n.	Merc.	Nux-v.	Phos.	Lyss.	Anac.	Canth.	Hep.	Kali-p.	Psor.	Puls.	Rheum	Staph.	Verat-v.	Ant-c.
Total	7	7	5	5	4	4	4	4	4	3	3	3	3	3	3	3	3	3	2
Rubriken	3	2	2	2	2	2	2	2	1	1	1	1	1	1	1	1	1	1	2
Klinisches; STRANGULATION (3)	1					1													
STIMMUNG, Laune, Gemütsverfassung; zurückweisend, ... (73)	3	3	1	1	3	3	3	1		3		3	3	3	3	3	3	3	1
Gemüt; FURCHT; Wasser, vor (38)	3	4	4	4		1	1	3	4		3								1

MacRepertory Pro 7.6.4.7

Nachdem ich dem Jungen erklärt hatte, dass ich ihm ein Mittel geben möchte, das ihm hilft, seine Angst vor Wasser zu besiegen, war er begeistert und konnte den Wunsch, die Warzen zu behalten, vergessen. Es dauerte keine zwei Wochen und alle Warzen waren verschwunden.

Kindliche miasmatische Belastungen

Vor einigen Jahren beobachtete ich, dass sehr viele der Kinder, die zu mir in die Praxis kamen, stark sycotisch belastet waren. Sie zeigten typische Symptome wie frühe Bindehautentzündungen, Neugeborenengelbsucht, Blähkoliken oder Schniefen, schnelle Folgesymptome an den Schleimhäuten nach Unterdrückung, die sich chronifizierten und gut sycotisch einzuschätzen waren. Psychisch zeigten sie die typische Unruhe und Eiligkeit der Sycose.

Dieses Bild veränderte sich in den letzten Jahren, die Kinder wurden immer syphilitischer, bekamen frühe und schnelle Mandelentzündungen und es waren dickköpfige Kinder, die genau wussten, was sie wollten und was nicht.

Alle paar Jahre ändert sich die Gewichtung der miasmatischen Belastung der Kinder, und bleibt doch gleich, denn sie bewegt sich immer im Rahmen der Cancerinie.

Die kindliche Cancerinie

Der kindlichen cancerinen Belastung als Verschmelzung von allen drei Grundmiasmen sollte eine besondere Aufmerksamkeit geschenkt werden, da dies das Erbe der Kinder unserer Zeit ist. Dramatisch sind die cancerinen Erkrankungen bei Kindern in die Höhe gegangen.

Erkrankungen der kindlichen Cancerinie:
- unspezifische rezidivierende Fieber, die verkappte Pfeiffer'sche Drüsenfieber sind
- heftige Neurodermitis mit stark toxischen Hintergründen
- frühe multiple Allergiebereitschaft
- Zöliakie und andere Nahrungsmittelreaktionen
- zentralnervöse Symptome wie Tics, Zwänge und Schlafstörungen
- Schilddrüsenerkrankungen, Autoimmunerkrankungen, z. B. Hashimoto-Thyreoiditis
- u. v. m.

Alle Erkrankungen verlaufen auf progredientem cancerinem Boden, zeigen die Eigenschaften, schnell chronisch zu verlaufen, gern in den Systemen zu springen und viel homöopathische Aufmerksamkeit zu benötigen, bevor sie in einen erlösten Zustand übergehen.

Viel schlimmer noch zeigt sich uns der psychische Zustand der Kinder, der immer deutlicher wird. Sie haben sich zur Aufgabe gesetzt, die sozialen Strukturen der eigenen Familie und der sie umgebenden Gemeinschaften zu verändern, und geben sich auch gern dafür auf. Immer häufiger wird in den Anamnesen der Kinder klar, dass nicht das Kind das eigentliche Problem hat, sondern nur Symptomträger für die Eltern ist.

Häufig übernehmen sie sehr früh Verantwortung für Geschwister, Eltern oder Freunde und merken gar nicht, wie sehr sie die Rolle überfordert. Kinder sorgen sich beispielsweise früh um die Gesundheit der Eltern, werden durch ihre hohe Empathie früh mit Problemen belastet und brechen häufig emotional unter dieser Last zusammen. Wir haben in der Praxis viele Jugendliche, die (die Probleme) ihre(r) Eltern tragen und psychisch mit Depressionen, Angstneurosen, Drogenproblemen oder Ähnlichem zu tun haben. Sie halten dem Druck der Verantwortung nicht stand und werden schwer krank. Im Anamnesegespräch ist ihnen teilweise bewusst, was sie für ihre Eltern tun, und sehen das als selbstverständlich an.

Cancerine Kinder müssen erst mühsam lernen, sich ihrer selbst und ihrer Bedürfnisse bewusst zu werden. Erst in dem Moment, wo sie anfangen, sich mehr zu spüren, kann eine Veränderung des Gesundheitszustandes einsetzen. Sind sie bereit, den Eltern die Verantwortung zu überlassen oder zurückzugeben, tritt viel Freude und Leichtigkeit und damit auch Gesundheit in ihr Leben.

Die Veränderung der Familie erreichen cancerine Kinder, indem sie krank werden. Die Eltern holen sich Hilfe bei einem Homöopathen und beginnen, sich in der Vorbereitung auf die Anamnese mit ihren eigenen Problemen zu beschäftigen. Alle Eltern durchlaufen mit der Geburt ihrer Kinder noch einmal ihre eigene Kindheit und haben die große Chance, die eigenen Traumata, die sie ihrerseits erlebt haben, zu erkennen. Diese Zeit birgt eine gute Möglichkeit, therapeutisch viel aufzuarbeiten, sei es homöopathisch, systemisch, psychotherapeutisch oder auf anderen Wegen.

Unsere Beobachtung in der Praxis ist, dass Kinder, deren Eltern sich ihren eigenen Problemen stellen, schneller gesunden und teilweise spontan aus einer akuten Symptomatik herausgehen. Kinder, die monatelang Schlafstörungen hatten, schliefen durch, als ihre Eltern sich Zeit nahmen, miteinander über ihre partnerschaftlichen Probleme zu reden und Lösungen zu finden. Schon eine Familienaufstellung, ein Paargespräch oder andere kleine Veränderungen reichen manchmal aus.

Fall: Entscheidung

Die Mutter eines fünfjährigen Mädchens kam mit ihrem Kind in die Praxis wegen ständiger Bauchschmerzen, wechselnd mit Halsschmerzen. Das Kind war unruhig und wirkte fahrig. Die Untersuchung ergab keinen großen pathologischen Befund, sodass die familiären Umstände der letzten Wochen beleuchtet wurden.

Die Mutter erzählte, dass sie seit Wochen in der Entscheidung feststecke, eine ganztägige Arbeit weiter entfernt anzunehmen. Entscheidungen, die nicht gefällt werden, rauben viel Energie und belasten das ganze Familiensystem. Als ihr die Reichweite ihres Problems bewusst wurde und sie die Verantwortung für ihre Entscheidung übernommen hatte, musste das Kind nicht mehr durch Krankheiten auf das ungelöste Problem hinweisen.

Grenzen der Homöopathie

Bei der Auseinandersetzung mit tiefen Traumata stößt man als Homöopath in einigen Fällen an die eigenen Grenzen. Bei einer heftigen Traumatisierung sollte man dem Patienten unbedingt raten, sich weitere Unterstützung durch Psychotherapie, Familienaufstellung, Verhaltenstherapie oder Ähnliches zu holen. Die aktivierten Emotionen können zwar gut homöopathisch behandelt werden, jedoch brauchen viele traumatisierte Menschen vermehrt Aufmerksamkeit und Hilfe von verschiedenen Seiten, um volständig mit dem eigenen Trauma umgehen zu können.

Um einen tieferen Einblick in die systemischen Zusammenhänge in der homöopathischen Praxis zu erlangen, empfiehlt es sich, das Buch „Systemische Homöopathie mit Familienaufstellung" von Tanja Vieten und Michael Knorr zu studieren.

Zusätzlich sollten Kinder emotionale Unterstützung in akuten traumatischen Situationen erhalten, wie z. B. Peter Levine und Maggie Kline in ihrem Buch „Verwundete Kinderseelen heilen" beschreiben. Dadurch werden sie sich ihrer eigenen Kraft wieder bewusst, die sie nutzen können, um das Trauma zu verlassen.

Systemische Einflüsse auf die Genesung

Unsere Beobachtungen zeigen uns, wie stark das Familiensystem zur Heilung eines Kindes beiträgt und im Umkehrschluss die Genesung eines Kindes ver- oder behindern kann. Wenn das System Familie, nicht bereit ist, sich zu verändern, ist oft auch das Kind nicht bereit, aus der Krankheit herauszukommen. Wir haben einige Male beobachtet, dass Kinder die gut gewählten Mittel vehement verweigern und auf Veränderungen der Eltern „warten", zu einem späteren Zeitpunkt jedoch, wenn die Eltern die nächsten Schritte für eine eigene Heilung gegangen sind, gierig das Mittel einnehmen und dadurch viel Heilung erfahren.

Deshalb ist es sehr ratsam, sich auch das Familiengefüge eines zu behandelnden Kindes anzusehen, da darin potenzielle Blockaden stecken können. Besonders tuberkuline und cancerine Kinder verweigern sich potenziellen Veränderungen, um zu warten, ob die Eltern sich mit verändern wollen. Darüber versuchen sie das eigene Familiensystem zu heilen. Das tuberkuline Kind blockiert mit viel Gezeter und Geschrei und versucht den eigenen Willen durchzuboxen. Das cancerine Kind kann auch in tuberkuline Wutphasen kommen, wechselt aber gern im Verhalten mit einlenkenden Gesten, da es nicht den langen (revolutionären) Atem des Tuberkulinikers hat.

Zur schnelleren Gesundung der Kinder sollte in der Anamnese und der Behandlung immer das Familiensystem mit einbezogen werden. Durch das Wissen um die Wirkung familiärer Bande erschließen sich viele Möglichkeiten, Traumata aufzudecken.

Traumata aktivieren Miasmen

Betrachten wir die Entstehung von Krankheiten, tritt das Trauma in den Vordergrund. Alle Kinder werden mit miasmatischen Belastungen geboren, die mehr oder weniger ausgeprägt und latent vorhanden sind. Diese Grundbelastungen müssen aber nicht aktiv werden und damit Krankheiten auslösen. Erst in Zeiten von Stress werden die Miasmen aktiv und drücken aus, dass eine Störung des kindlichen Gleichgewichts stattgefunden hat. Dies führt zu Krankheiten mit miasmatischem Hintergrund.

So werden beispielsweise Kinder, die in der Schwangerschaft Ablehnung erfahren haben, da sie von einem oder beiden Elternteilen nicht erwünscht waren, mit mehr Krankheitssymptomen geboren als Kinder, die eine behütete, ruhige Schwangerschaft erlebt haben. Der Kummer, nicht erwünscht zu sein, aktiviert die miasmatischen „Programme" des Kindes und führt zum Ausbruch von Krankheiten, frühen kindlichen Depressionen oder Ähnlichem.

Über die Art der Symptome und deren Erscheinungsbild, besonders aber über die psychische Darstellung des Miasmas, erhalten wir Hinweise auf die zugrunde liegenden Miasmen.

Erlöste Zustände der Miasmen

Die erlösten Zustände der Miasmen sind die Lösung für die Krankheiten, die die Menschheit plagen. Wie wir schon früher gesehen haben, werden wir nicht von Krankheiten gequält, sondern unserer Organismus zeigt uns, dass die Art des Lebens, das wir derzeit führen, nicht gesund für unseren Körper und unsere Seele ist.

Indem wir unsere Potenzial erkennen und die Kräfte dieses Potenzials aktivieren, leben wir immer bewusster und kommen dem näher, was wir uns für unser Leben wünschen. Je näher wir diesen erlösten Zuständen kommen, desto wenig werden wir krank.

Die Behandlung der Miasmen sollte nicht darauf abzielen, die Miasmen zu bekämpfen und zu beseitigen, sondern darauf, die Miasmen in einen erlösten Zustand zu führen!

Sycose

Die Kraft der **Sycose** ist die **Schnelligkeit**, mit der der Sycotiker eine Situation erfassen und einen Ausweg finden kann. Eine Problemlösung ist leicht für die Sycose, da die Menschen schon von Kindheit an gelernt haben, schnell den besten Weg für sich zu finden.

Typische Attribute für die erlöste Sycose sind:
- Schnelligkeit
- Ideenreichtum
- Flexibilität
- Lösungsorientiertheit
- Kompromissbereitschaft
- Gruppenbildung
- Weltoffenheit
- Entdeckertum
- erfüllte Sexualität

Sycotische Menschen haben viele Ideen, die sie schnell auf den Weg bringen können, haben aber nicht das Durchhaltevermögen der Syphilis, um die Projekte weiterzuführen, länger zu planen und einen guten Abschluss zu finden.

Syphilis

Die Kraft der **Syphilis** ist die **Beharrlichkeit**. Syphilitische Menschen lassen sich nicht ablenken. Wenn sie ihr Ziel erst einmal gefunden haben, setzen sie ihre gesamte Kraft dafür ein, das Ziel zu erreichen, und schaffen alle Hindernisse aus dem Weg. Diese Unbeirrbarkeit ist eine Urkraft, die nicht gebremst werden kann, die immer das Ziel klar vor Augen hat.

Typische Attribute für die erlöste Syphilis sind:
- Hartnäckigkeit, Kraft
- Beharrlichkeit, Kontinuität
- Durchhaltevermögen
- Standhaftigkeit, Zentriertheit (Erdung)
- Geradlinigkeit
- Verlässlichkeit, Treue
- Loyalität
- Gelassenheit
- Einverstandensein

Psora

Die Kraft der **Psora** ist **Da-Sein**, das Zugegen-Sein, das für andere Dasein. Die Psora ist nicht so einfach zu greifen wie die anderen Grundmiasmen Sycose und Syphilis. Erlöste psorische Menschen können einen Zustand halten, wie er ist. Sie geben eine Beständigkeit und Sicherheit, ohne dass sie laut oder auffällig sind.

Sie suchen nicht wie die Sycose die Aufmerksamkeit oder beharren auf ihrer Meinung wie die Syphilis. Das Kämpferische liegt der Psora nicht. Die Psora hat eine bescheidene Kontinuität, etwas worauf man sich verlassen kann, worauf man zählen kann.

Typische Attribute für die Psora sind:
- Beständigkeit
- Sicherheit
- Dasein (für selbst oder andere)
- Basis, Urvertrauen
- Halten (damit andere weiter verändern können)
- Überblick
- Organisation
- Zusammenhalt
- Ehrlichkeit

Bei den **gemischten Miasmen** verschmelzen deren Kräfte. Bei vielen Menschen kann man die einzelnen Grundpotenziale noch erkennen, wie z. B. bei der syphilitischen Tuberkulinie, wo die Hartnäckigkeit der Syphilis mit der Beständigkeit der Psora zusammenkommen kann. Manchmal formt sich aber etwas Neues. Indem sich zwei der Miasmen zusammentun, streben sie Vollständigkeit an. In der Cancerinie, der Vereinigung aller Miasmen, mischt sich alles, was der Mensch braucht, um seine Probleme zu lösen. Es ist die Vereinigung aller Potenziale.

Tuberkulinie

Die Kraft der **Tuberkulinie** ist die Umsetzung der Ideen, die **Veränderung** bringt. Tuberkuline Menschen möchten alles in die Tat umsetzen und es nicht bei der Idee belassen. Sie möchten für eine Sache brennen und sich selbst dadurch mehr spüren. Sie gehen so weit, dass sie sich selbst für ihre Überzeugung aufgeben würden, nur weil sie das Gefühl haben, dass es richtig ist.

Typische Attribute der erlösten Tuberkulinie sind:
- Gerechtigkeitssinn
- Kämpfen, Revolution
- Evolution, Weiterentwicklung
- Sprengen der Grenzen
- Freiheit
- Veränderung
- Forschung, Entdeckung
- Fleiß, Vorantreiben
- Intensität
- Einsatz mit allen Mitteln
- Toleranz

Cancerinie

In der Cancerinie kommen endlich alle Kräfte der Miasmen zusammen und verschmelzen. Wie schon bei der Tuberkulinie kann gerade hier der einzelne Anteil des Grundmiasmas wiedererkannt werden.

Die Kraft der **Cancerinie** ist es **Bewusstsein** zu schaffen. Schon cancerine Kinder sind sich sehr bewusst, welche Rolle sie in ihrem Leben einnehmen und was sie erreichen wollen. Sie können auf das Kämpfen der Tuberkulinie zurückgreifen und tun dies auch wenn nötig, wissen aber, dass sie durch Druck nur Gegendruck erzeugen.

Dort wo tuberkuline Menschen sich aufgerieben haben, um dem Ideal näherzukommen, setzen cancerine Menschen subtilere Mittel ein, um sich selbst bewusster zu werden und dies mit der Umgebung zu teilen. Sie führen die Menschen ihrer Umgebung in ihr Herz, lassen sie fühlen.

Der schnellste Weg, Bewusstsein zu schaffen, ist über Krankheiten, welche die Kinder auch schnell und heftig entwickeln. Das Ziel, Veränderungen zu bewirken, ist wichtiger als die eigene Gesundheit oder sogar das eigene Leben. Dadurch berühren sie viele Menschen emotional und zeigen neue Wege auf.

Typische Attribute der erlösten Cancerinie:
- Bewusstsein (Umwelt, Gesundheit)
- Suche nach einem höheren Ziel, Erleuchtung
- Gott, Gottvertrauen, Mitgefühl
- Das Ganze ist wichtiger als der Einzelne.
- Veränderung, die freiwillig kommt, die Not wendend ist
- Freiheit der Entscheidung, Freiheit des Geistes, der Emotion
- Fülle, bedingungslose Liebe
- Alle Attribute der Grundmiasmen

Aufgrund dieser kurzen Beschreibung der Miasmen kann man schnell erkennen, auf welchem Boden der Mensch sich bewegt. Gerade bei Kindern ist es sehr hilfreich, da sie in der Regel cancerin belastet sind und damit die ganze Bandbreite an Reaktionsmöglichkeiten zur Verfügung haben. Wenn Patienten stur an einer Sache festhalten, wissen wir, dass sie ein syphilitisches Mittel brauchen, das sie in ihrem Vorhaben, Bewusstsein zu schaffen, unterstützen kann.

Auch wenn fast alle Kinder auf einem cancerinen Boden geboren werden, können sie immer wieder Zeichen der Grundmiasmen oder der Tuberkuline haben. Cancerine Kinder suchen sich zu verschiedenen Zeiten in ihrem Leben den Ausdruck, den sie erlösen und das Potenzial das sie erfüllen möchten, sodass wir uns mit allen Miasmen intensiv beschäftigen und ihren individuellen Ausdruck erkennen müssen.

Wie erlebt das miasmatische Kind ein Trauma?

Jedes Miasma neigt zu einem eigenen traumatischen Ausdruck. Tuberkuline Kinder gehen in der Regel nicht in die Lähmung, sondern in die Aggression, um ihr Trauma zu leben. Syphilitische Kinder halten gern am Trauma fest, da es etwas Konstantes und Bekanntes ist, dessen sie sich gewiss sein können.

In den folgenden Übersichten werden Traumata beschrieben, die im Alltag nicht traumatisch sein müssen, ja sogar als alltäglich betrachtet werden können. Durch eine Mehrfachtraumatisierung kommen aber die Kinder in einen traumatischen Zustand, der nicht leicht zu durchschauen ist und dadurch schnell vernachlässigt und vergessen wird. Das Ergebnis ist ein unbekanntes und unbehandeltes Trauma, das versuchen wird, durch die Erzeugung von Krankheitssymptomen auf sich aufmerksam zu machen.

Durch die genaue Beobachtung des Kindes und der Reaktionsweise können wir einschätzen, auf welchem miasmatischen Terrain wir uns befinden, und ein entsprechendes miasmatisches Traumamittel heraussuchen. Außerdem hilft es uns und den Eltern zu verstehen, dass die Art und Weise, wie die Kinder mit einer erschreckenden Situation umgehen, „normal" – also dem Miasma entsprechend – ist und einen erblichen Hintergrund hat.

Viele Eltern beunruhigt es, dass ihr Kind auf ein Trauma so „komisch" oder „seltsam" reagiert, sodass sie meinen, ihr Kind sei insgesamt seltsam. Dabei folgt es nur dem miasmatischen „Programm", das durch ein Trauma aktiviert wird.

Traumareaktion sycotisches Kind

Die traumatischen Belastungen der Sycose verändern die Laune des Kindes. Es wird mürrisch und wendet sich ab. Wenn sycotische Kinder ein Trauma erlebt haben, dann müssen sie nicht unbedingt darüber sprechen, wie es z. B. die tuberkulinen Kinder gern tun. Sycotische Kinder wechseln schnell das Thema, sind sprunghaft und darauf bedacht, in der Anamnese schnell auf schönere Themen abzulenken.

Wenn die Kinder nicht mehr ausweichen können, gehen sie dazu über, Schuld bei anderen zu suchen – auch hier wieder der Versuch auszuweichen. Es ist für sie leichter, anderen Vorwürfe zu machen und Fehler bei anderen zu finden, als sich mit sich selbst auseinanderzusetzen. Die Tendenz auszuweichen äußert sich auch körperlich in einer Ruhelosigkeit und Rastlosigkeit (Fluchttendenz). Die Kinder bleiben zwar sitzen, aber sie winden sich, um sich dem Schmerz des Traumas nicht zu stellen.

Beispiel:
Ein kleiner Junge, der wegen einer primären Enuresis in Behandlung kam, kontrollierte erst die Fluchtwege aus der Praxis, Tür, Fenster und Einrichtung des Raumes. Je näher das Gespräch seinem traumatischen Erlebnis kam, desto aufgedrehter wurde er. Auf Fragen antwortete er ängstlich ausweichend, im Versuch das Trauma nicht zu berühren. Die Mutter wunderte sich, da ihr sonst so ruhiges Kind wie ausgewechselt war und sie nach einiger Zeit durch seine Unruhe dazu nötigte, die Anamnese abzubrechen.

Einige Tage später beendeten wir die Anamnese ohne Kind, und die Mutter erzählte, dass ihr Sohn nach Verlassen der Praxis wieder ganz ruhig war.

Das Resultat des Traumas ist eine ängstliche Kontrolle. Die Kinder versuchen alle möglichen Situationen, die das Trauma aktivieren könnten, zu erkennen und zu vermeiden und kontrollieren dadurch nicht nur den eigenen Tagesablauf, sondern auch den der Eltern, Geschwister und Freunde. Sie haben die perfekte Übersicht über Zeitplanung, Abläufe und können toll für sich und andere organisieren. Dabei ist die Angst vor dem Trauma die Antriebsfeder für diese Art der Kontrolle.

Die Kinder müssen immer in Bewegung sein, um in Zukunft nicht das Gleiche erfahren zu müssen, und wirken angespannt linkisch. Um einen Vergleich mit einem Helden meiner Kindheit zu machen, würde ich das sycotische Kind mit „Grobi" aus der Sesamstraße vergleichen, der ständig in Bewegung sein muss, daher sehr im Mittelpunkt der Aufmerksamkeit steht und mit seiner teilweise lustigen Art von dem eigentlichen Problem ablenkt.

Ausweichen und Flucht ist die häufigste Reaktionsweise der Sycose auf ein Trauma.

Folgende Attribute kennzeichnen die Art und Weise, wie sycotische Kinder mit der Bedrohung eines Traumas umgehen:
- mürrisch, muffig
- in Vorwürfen
- stichelnd
- Fehler suchend und findend
- ungeduldig, eilig, rastlos
- nicht zur Ruhe kommend
- immer etwas (sich) bewegen müssend
- ängstlich kontrollierend
- naiv
- flexibel
- schnelles Umschlagen der Stimmung
- brauchen immer neue Reize, sprunghaft
- Ironie

Materia medica der Kontrolle

Kontrolle ist nicht allein eine Reaktion des sycotischen Kindes, alle Miasmen neigen dazu. Das sycotische Kind ist aber penetrant in seinen Bemühungen, seine Situation und die dazugehörigen Menschen zu kontrollieren und reglementieren.

Im Repertorium finden wir Hinweise auf kontrollierende Mittel unter den Rubriken:
- ✔ Gemüt, Furcht, Kontrollverlust, vor
- ✔ Gemüt, Machtliebe
- ✔ Gemüt, diktatorisch

Nicht alle unten angeführten Grundtraumata müssen ein Trauma auslösen, sie tragen das Potenzial eines Traumas. Durch eine Mehrfachtraumatisierung kann auch die Dominanz anderer oder die Demütigung traumatisch wirksam sein, obwohl das einzelne Erlebnis ohne Probleme erlebt werden kann. Nicht jede Auseinandersetzung mit der Familie traumatisiert. Nur das Auftreten von Traumasymptomen bestätigt das Entstehen von Trauma.

Carcinosinum (Krebsnosode)

Grundtrauma: Verlassenheit, Unterdrückung, Dominanz, Missbrauch

MM: Kontrolle

Reaktionen:
Aufgrund der vielen Traumata, die das Carcinosinum-Kind erlebt hat, entwickelt es schon in jungen Jahren Zwangsneurosen; alles muss an seinem festen Platz stehen. Die Kinder stimmen den Tagesablauf eher zugunsten der Familie ab und nehmen ihre Bedürfnisse sehr zurück. Sie übernehmen früh Verantwortung für Geschwisterkinder oder häusliche Pflichten und beschweren sich selten über diese Rolle. Sie haben großes Interesse an den Tätigkeiten der Eltern und wollen schon früh die Rolle eines Erwachsenen übernehmen. Die Kontrolle des Carcinosinum-Kindes ist subtil, ähnlich wie bei Pulsatilla.

Durch ständige Krankheiten brauchen die Kinder mehr Aufmerksamkeit und kontrollieren somit die Zeit der Mutter und binden sie an sich. Die Carcinosinum-Kinder möchten nicht bei anderen Kindern spielen, da sie sonst nicht wissen, was zu Hause geschieht. Sie fragen gern nach dem Zeitplan der Familie, um den Überblick zu behalten. Sie können abends nicht einschlafen, ohne zu wissen, wo Mama ist, was dauerhaft zu Schlafstörungen führt.

Wenn die Kinder den Überblick nicht mehr behalten können, kann ein gewaltiger Zorn aus dem Kind herausbrechen, der aber schnell wieder unterdrückt wird und Schuldgefühlen Platz macht. Durch die schüchterne und leise Art fallen die Kinder in ihrer Kontrolle nicht sofort auf, erlangen aber genauso viel Aufmerksamkeit wie beispielsweise laute, aggressive Kinder.

Hinweise: vergleichbar mit Staphysagria und Pulsatilla

Lycopodium (Bärlappsamen)

Grundtrauma: Verlassenheit, Enttäuschung, Demütigung

MM: Kontrolle

Reaktionen:
Das Lycopodium-Kind lebt in einer andauernden Erwartungsspannung, dass etwas Schreckliches passieren könnte, z. B. die Wiederholung des

eigenen Traumas. Das führt zu einer großen Unsicherheit, die zunehmend überspielt wird mit Angeberei. Die eigenen großen Ängste, besonders vor Veränderung und neuen Situationen, werden kontrolliert, so wie auch die jüngeren Geschwister, die bloß nicht die Aufmerksamkeit erhalten sollen wie sie selbst.

Das Image des selbstbewussten Kindes täuscht über die Angst zu versagen hinweg, die ein andauernder Bestandteil des Lebens ist. Über das Kleinhalten anderer kompensieren sie, dass sie selbst immer kleingehalten wurden und sich sehr allein fühlen. Emotionalität wird gern unterdrückt oder gezielt eingesetzt, denn der Kopf regiert das Lycopodium-Kind.

Hinweise: vergleichbar mit Calc., Lach., Med.

Staphysagria (Rittersporn)

Grundtrauma: Demütigung, Missbrauch, Verlassenheit

MM: Kontrolle

Reaktionen:
Staphysagria erscheint ähnlich wie Carcinosinum nicht auf den ersten Blick kontrollierend manipulativ zu sein. Aufgrund der tiefen Traumata von Demütigung und Unterdrückung haben sie sich sehr der Opferrolle verschrieben, ertragen Demütigungen schweigend und wollen jedem gefallen. Auf der anderen Seite finden wir aber auch launische, wütende Kinder, die hysterisch werden und Dinge um sich werfen oder über Selbstverstümmelung Macht ausüben. Sie wollen die Opferrolle nicht gern verlassen, da sie sich in dieser Nische eingerichtet haben.

Hinweise: vergleichbar mit Carc., Nat-m., Lyc.

Androctonus (Skorpion)

Grundtrauma: Vernachlässigung, Bedrohung, Missbrauch

MM: Kontrolle

Reaktionen:
Wut ist die Art von Androctonus, mit Traumata umzugehen. Über ihre heftig ausbrechenden Zornesanfälle kontrollieren sie sehr direkt das

familiäre Geschehen. Dabei fühlen sie sich selbst kontrolliert und als Opfer, was sie wütend macht. Über Gewalttätigkeit und Streit kompensieren sie ihre innere Spannung. Da sie nur wenige Freunde haben, die ihre Launen tolerieren, versuchen sie ängstlich, diese zu halten, indem sie alles für sie tun.

> **Hinweise:** auch eines der großen Wutmittel

Argentum nitricum (Silbernitrat)

> Grundtrauma: Verlassenheit, Verrat, Demütigung
>
> MM: Kontrolle

Reaktionen:
Die Kontrolle von Argentum nitricum bezieht sich in erster Linie auf Selbstkontrolle, denn es steigen immer wieder Impulse in den Kindern auf, die schwer zu kontrollieren sind. So können sie plötzlich wild durch die Gegend springen oder Dinge herumwerfen, aus dem Zwang, dies tun zu müssen. Sie leben in dem ständigen Gefühl, kämpfen zu müssen, und in äußerster Spannung. Diese Kinder sind in dem Ablösungsprozess von der Mutter stecken geblieben und tragen diese Probleme in die Jugend und ins Erwachsenenalter hinein. Ihre Reaktionsart ist die Flucht, sodass sie immer kontrollieren müssen, wo der schnellste Weg ins Freie ist. Auch die Ungewissheit über den Tagesablauf oder die eigene Zukunft ist kaum auszuhalten.

> **Hinweise:** oft in den Augen des Kindes zu erkennen an der verzweifelten Suche nach einem Fluchtweg

Succinum (Bernstein)

> Grundtrauma: Enttäuschung, Todesfall, Tadel, Verlassenheit
>
> MM: Kontrolle

Reaktionen:
Succinum fühlt sich allein und verlassen, vom Schicksal geschlagen und entmutigt. Um dieses Schicksal nicht noch einmal zu erleben, will das Kind alles selbst in die Hand nehmen und notfalls so manipulieren, wie es

am besten für das Kind scheint. Succinum ist hochempfindlich und schnell beleidigt durch jede Art von Kritik und lässt sich durch kleine Fehlschläge schnell wieder entmutigen. Es fühlt sich gefangen in dem eigenen Leben und kämpft verzweifelt um die Kontrolle. Jeder, der versucht, daran etwas zu ändern, löst teilweise hysterische Reaktionen aus, die bei jungen Frauen auch schnell in Männerverachtung umschlagen kann.

Hinweise: vergleichbar mit Sep. und Staph.

Lachesis (Buschmeisterschlange)

Grundtrauma: Verlassenheit, Demütigung, Misshandlung

MM: Kontrolle

Reaktionen:
Lachesis ist die Reinform des direkt kontrollierenden Kindes. Aufgrund ihrer Erfahrung, dass die Welt feindlich ist, übernehmen sie gezielt die Kontrolle, um einerseits über Schmeichelei und List, andererseits über Gewalt die Herrschaft über ihre kleine Welt zu erlangen. Sie sind sehr besitzergreifend, zeigen ähnlich wie Lycopodium schwächeren Kindern die kalte Schulter und stehen ähnlich wie Phosphor gern im Mittelpunkt. Oft fungieren sie als Anführer in Mobbingsituationen, lassen sich aber nicht dabei erwischen, sondern übertragen die Verantwortung gern auf andere.

Hinweise: ein wichtiges Mittel bei Geburtskomplikationen

Natürlich beinhaltet diese Materia medica der Kontrolle viel mehr als nur die oben erwähnten interessanten Mittel. Ebenfalls wichtig für kontrollierende Kinder sind Mittel wie:
- Anacardium (Zerrissenheit führt zum Kontrollzwang)
- Bambusa (Überforderung lässt kontrollieren)
- Calcium carbonicum (nichts soll sich ändern)
- Lac caninum (Angst vor Ablehnung und Alleinsein)
- u. v. a.

Traumareaktion syphilitisches Kind

Die Syphilis lässt die Kinder erstarren. Ich bezeichne das auch gern als Lähmung, denn genau das spielt sich bei den syphilitischen Kindern ab. Sie fühlen sich durch ein Trauma gelähmt und werden langsamer, unflexibler, erstarrter in Geist und Bewegung.

So wie das sycotische Kind versucht abzulenken, aber im Dialog bleibt, macht das syphilitische Kind dicht. Sie erkennen an der Körperhaltung und dem Gesichtsausdruck, dass sie keine Informationen bekommen werden. Die Laune ist schlecht, und das kann lange anhalten, denn die Kinder halten sich an der Stimmung fest und zeigen wenig Bereitschaft, diese wieder loszuassen.

Ein Spielkamerad meiner kleinen Tochter demonstrierte mir das typische Verhalten eines syphilitischen Kindes. Im Spiel zu dritt hatten die beiden Mädchen (eine davon meine Tochter) den sehr geduldigen und leicht naiven Jungen so sehr gereizt, dass er sie lautstark aus dem Haus schmiss und ich meine Tochter verfrüht von dem Spielbesuch abholen musste. Es dauerte Monate, bis dieser Junge wieder mit meiner Tochter sprach. Anfänglich hatte er sie nicht einmal beachtet, eine typische syphilitische Reaktionsart.

Menschen, die syphilitische Kinder tief verletzt haben, sind für diese nicht mehr existent, werden wie Luft behandelt und bleiben (teilweise für ein Leben lang) eine „persona non grata".

Auch die syphilitischen Kinder suchen gern die Schuld bei dem anderen, wobei sie sich nicht wie die sycotischen Kinder versuchen herauszuwinden, sondern trotzig alles von sich weisen und nicht offen für Gespräche sind.

Aus dem Trauma heraus sehen diese Kinder grundsätzlich erst das Negative, denn das kennen sie und wissen es einzuschätzen. Der Halt ist für sie wichtig, auch wenn der Halt für sie das Festhalten an Negativem bedeutet. Ein Trauma bringt sie dazu, sich zu verschließen und sich desinteressiert zurückzuziehen. Nur bei maximaler Bedrängung gehen diese Kinder in den Angriff über. Das syphilitische Kind tendiert also stark zum Erstarren.

Als Vergleich aus der Sesamstraße würde ich „Oskar" heranziehen, der immer mürrisch ist, nie seine Tonne verlässt und den Deckel zumacht, wenn er beleidigt ist.

Folgende Attribute kennzeichnen die Art und Weise, wie syphilitische Kinder mit der Bedrohung eines Traumas umgehen:
- wenn schlechte Laune, dann lange schlechte Laune
- festhaltend an Stimmungen und Dingen (auch gute)
- durchhalten, aushalten, Ruhe, Kraft
- ziehen eine Sache durch
- „du bist schuld", sehen nicht die eigenen Fehler
- verurteilend, kritisch
- Sarkasmus, beißender Humor, Zynismus
- Dickköpfigkeit, Starre
- Zwänge leben
- Pessimist
- Desinteresse (an Menschen)
- „Oskar" aus der Sesamstraße
- alles ganz egal

Materia medica der Verweigerung

Das Thema „Verweigerung" ist stark an die Syphilis gebunden. Wir finden sie auch in der Tuberkulinie wieder, da sie dort mit der Psora verschmolzen ist. Auch cancerine Kinder neigen zeitweise zur Verweigerung, merken aber schnell, wann es sinnvoll ist, auf einem Standpunkt zu beharren, und wann es besser ist, nachzugeben. Die Harmoniesucht des cancerinen Kindes beendet die Verweigerung teilweise sehr abrupt.

Wichtige Rubriken zu dem Thema „Verweigerung" finden wir im Repertorium unter :
- ✔ Gemüt, widerspenstig
- ✔ Gemüt, Widersprechen, Neigung zum
- ✔ Gemüt, eigensinnig
- ✔ Gemüt, ungehorsam

Anacardium orientale (Elefantenlaus)

Grundtrauma: Demütigung, Dominanz

MM: Verweigerung

Reaktionen:
Anacardium reagiert auf Unterdrückung mit Abwehr und Verweigerung. Kleinigkeiten machen die Kinder schon wütend, denn sie fühlen sich immer in der Verliererposition. Sie sind hin- und hergerissen von dem Drang, noch besser zu werden ,und dem Gefühl, nicht gut genug zu sein. Diese explosive Mischung lässt die Kinder gewalttätig werden, z. B. wenn sie sich zwischen Vater und Mutter hin- und hergerissen fühlen. Sie wollen es sich und der Welt beweisen, dass sie erfolgreich sind, müssen sich aber selbst ständig beweisen, dass sie ein Recht zu leben haben.

Hinweise: hilft aus der Zerrissenheit heraus

Tuberkulinum (Tuberkulosenosode)

Grundtrauma: Verlassenheit, Benachteiligung

MM: Verweigerung

Reaktionen:
Schon kleinster Tadel kann Tuberkulinum in unberechenbare Abwehr bringen. Oft fühlen die Kinder sich benachteiligt und alleingelassen und entwickeln daraus eine teilweise lebenslange Unzufriedenheit, um ihren Kummer nicht zu spüren. „Nein" ist das beliebteste Wort der Kinder, wobei sie auch sehr charmant und freundlich sein können, der Wechsel in die Manipulation aber schnell kommen kann. Sie versuchen emotional zu erpressen oder kämpferisch ihr Ziel zu erreichen. Ohne Klarheit und viel Liebe sind sie schwer zu bändigen.

Hinweise: wird meistens zu früh abgesetzt

Veratrum album (Weißer Nießwurz)

Grundtrauma: Enttäuschung, Vernachlässigung

MM: Verweigerung

Reaktionen:
Trotzigkeit ist ein Leitsymptom von Veratrum-Kindern. Diese kann durch die Geburt eines Geschwisterkindes entstehen, denn aus der Eifersucht heraus blockiert das Kind alle Bestrebungen, ein geregeltes Familienleben zu führen. Sie sind ruhelos und getrieben, streunen den ganzen Tag umher und neigen zu heftigen Wutanfällen. Ihr Spott richtet sich gern gegen schwächere und jüngere Kinder (Lyc.), und es bringt ihnen Spaß, Dinge kaputt zu machen. Mit dieser ziellosen Aktivität und der an den Tag gelegten Überheblichkeit täuschen sie über die Frustration hinweg, die sie aufgrund von Vernachlässigung und familiären Spannungen haben.

Hinweise: bringt einen klaren Kopf

Lac lupinum (Wolfsmilch)

Grundtrauma: Vorwürfe, Verlassenheit

MM: Verweigerung

Reaktionen:
Lac lupinum reagiert mit misstrauischer Reizbarkeit auf Traumata. Besonders nach Kritik regen sie sich schnell auf und gehen in aggressive Abwehr. Sie neigen dazu, introvertiert zu sein, sich abzusondern, obwohl sie die Gemeinschaft mögen und brauchen. Sie fühlen sich nicht verstanden und nicht zugehörig und separieren sich deshalb. Oft sind sie unentschlossen, wofür sie sich entscheiden sollen (Lyc.), und verweigern sich deshalb, um der Entscheidung zu entfliehen. Sie sind sehr mitfühlend und ohne viel Selbstvertrauen und schützen sich über das Widersetzen.

Hinweise: hilft Ziele zu erkennen

Ozonum (O3)

Grundtrauma: Vernachlässigung, Alleingelassensein

MM: Verweigerung

Reaktionen:
Ozonum verweigert sich durch geistige Abwesenheit und Flucht in eine eigene Welt (Autismus). Diese oft vernachlässigten Kinder sind wie weggetreten, träumen und isolieren sich dadurch zunehmend. Sie sind nicht ansprechbar, nicht zu fassen. Mit starken hyperaktiven Handlungen drücken sie ihr Trauma aus.

Sie mögen es nicht, berührt zu werden, überschreiten aber selbst ständig die Grenzen der anderen. Werden sie in die Enge getrieben, können sie sehr reizbar und rücksichtslos werden.

Hinweise: Das Trauma ist so tief und der Rückzug so stark, dass die Rückkehr zur Realität zu schmerzhaft ist.

Lachesis (Buschmeisterschlange)

Grundtrauma: Verlassen, im Stich gelassen

MM: Verweigerung

Reaktionen:
Lachesis-Kinder verstehen es gut, sich eigene Vorteile zu verschaffen, denn den wichtigen Menschen begegnen sie liebenswürdig. Unwichtige Personen (z. B. Papa) werden mit Verachtung gestraft. Um nie wieder in der Opferrolle zu sein, wechseln sie die Seite und werden Täter, denn sie wollen entscheiden, was in ihrer Zukunft geschieht. Gegen Vorschriften lehnen sie sich mit Zerstörungswut, Kampf und Streit auf oder versuchen listig einen Umweg zu finden. Feindseliges Misstrauen bestimmt ihren Alltag.

Hinweise: vergleichbar mit Sulphur, zu selten verschrieben

Weitere interessante Mittel der Verweigerung sind:
- Arg-n. – Gleichgültig gegen die Gesellschaft, eigene Sicht
- Tarent. – kann sich nicht beherrschen, listig
- Sulph. – unbeugsam, selbstbezogen
- Nit-ac. – pessimistisch, nihilistisch, kämpferisch u. v. m.

Traumareaktion psorisches Kind

Das psorische Kind ist wie das ganze Miasma schwer zu fassen. Das sycotische Kind umgeht das Trauma, das syphilitische sperrt sich dagegen, das psorische aber verdrängt ein Trauma maximal. Als ob nichts geschehen wäre. Es hat starke Angst vor den eigenen Emotionen, lässt sie nicht nach außen dringen und implodiert förmlich. Während das syphilitische Kind sich wütend und störrisch nach innen wendet, sucht das leise psorische Kind Hilfe suchend die Nähe.

Die stetige Unterdrückung der Emotionen birgt die Gefahr, dass die Not des Kindes übersehen wird und das Trauma in Vergessenheit gerät oder nicht erkannt wird, sich immer tiefer in der Seele des Kindes einnistet und keine Signale nach draußen gelangen. Die Folge können neurotische oder schizoide Tendenzen sein. Die Kinder setzen eine Maske der Gelassenheit auf, die die innere Spaltung der Seele gänzlich verdeckt.

Nur in kurzen Sequenzen öffnet sich der Vorhang, der die Emotionen verdeckt, und ermöglicht einen Einblick in die Not des Kindes. In diesen Situationen sollte möglichst sofort etwas für die Seelenlage des stillen Kindes unternommen werden, da sonst der Augenblick verrinnt und das Kind scheinbar gesund ist.

Folgende Attribute kennzeichnen die Art und Weise, wie psorische Kinder mit der Bedrohung eines Traumas umgehen:

- Angst vor den eigenen Emotionen
- Krankheit statt Emotionen
- Verdrängung
- Geburtstrauma
- angepasst
- Emotionen übernehmend, implodierend
- introvertiert, Rückzug

- wollen beschützt werden, Bedürfnis nach Nähe und Wärme
- Nähe verschlechtert, wird aber gleichzeitig gesucht
- wollen gerettet werden, geben aber keine Signale
- empfindsam
- starke Ängste, Phobien
- neurotisch, schizoid
- Zwiespalt
- tragen eine Maske, falsche Signale
- lenken vom Thema ab

Materia medica der Zerrissenheit

Der Zwang, sich entscheiden zu müssen, lässt eine innere Zerrissenheit in Kindern entstehen. Diese kommt häufig bei Kindern geschiedener Eltern vor. Die Trennung der eigenen Eltern kann Kinder in eine Zwickmühle der Gefühle stürzen, in der sie das Gefühl haben, sich zwischen Vater und Mutter entscheiden zu müssen. Die Angst, einen Elternteil zu verlieren, führt sie in eine Situation, in der sie ihre Emotionen abspalten und unterdrücken. Sobald sie Kontakt zu dem Trauma aufnehmen, haben Sie als Therapeut das Gefühl, dass eine Zerrissenheit in der Luft liegt. Die Spannung des Traumas ist greifbar, die Kinder erstarren in der Bewegung, ihre Augen beginnen zu pendeln, stellvertretend zwischen Mama und Papa.

Eine noch tiefere Zerrissenheit, die zu einer Spaltung (Dissoziation) der Persönlichkeit führt, erfahren Kinder, die sexuell missbraucht wurden. Bei der Dissoziation spaltet sich die Persönlichkeit des Kindes in einen Überlebens- und einen Traumaanteil. Wird das Trauma nicht aufgelöst, übernimmt der Überlebensanteil die Führung der Persönlichkeit und wacht über den Traumaanteil, damit dieser nicht mit den lebensbedrohlichen Gefühlen die Persönlichkeit überschwemmt, und sichert dadurch das Überleben. Auch andere tief empfundenen Traumata können zu ähnlichen Reaktionen führen. Ein ständiger Begleiter dieser Traumata ist das Gefühl der Zerrissenheit und der Unfähigkeit, Entscheidungen zu treffen.

Wichtige Rubriken zu dem Thema „Zerrissenheit" finden wir im Repertorium unter:
- ✔ Gemüt, Wahnidee, geteilt, gespalten, in zwei Teile
- ✔ Gemüt, Verwirrung, geistige, Persönlichkeit, bezüglich der eigenen, Dualität, Gefühl von
- ✔ Gemüt, Wahnidee, Körper, Körperteile, geteilt, gespalten, entzwei, sind
- ✔ Gemüt, Widerstreit, sich selbst, mit
- ✔ Gemüt, Unentschlossenheit, Handlungen, in
- ✔ Gemüt, Unentschlossenheit, wechselhaft, unbeständig

Abgespalten und zornig:	Abgespalten und ängstlich:
Anac., Bell., Stram.	Puls., Sil., Thuj.
Abgespalten und erstarrt:	**Abgespalten und ruhelos:**
Plat., Op., Calc.	Lac-h., Stram., Arg-n.
Abgespalten und zurückgezogen:	
Nat-m., Thuj., Lil-t., Sil.	

Lac humanum (Muttermilch)

Grundtrauma: Missbrauch, Verlassenheit, Familienkonflikte

MM: Zerrissenheit

Reaktionen:

Lac-humanum-Kinder fühlen sich in Beziehungen sehr zerrissen. Zum einen sind sie durch ihre Traumata sehr verunsichert und haben Angst, allein gelassen zu werden, zum anderen mögen sie keine Gesellschaft und entfremden sich von Freunden.

Um der Mutter zu gefallen, geben sie sich selbst und ihre Identität auf; zwischen Vater und Mutter fühlen sie sich hin- und hergerissen, denn Lac humanum spürt sehr genau, was jeder will. Aufgrund der Not der Zerrissenheit können sie sehr unruhig und autoaggressiv werden und sich die Haare ausreißen oder die Emotionen nach außen leben, indem sie versuchen, etwas anzuzünden.

Zum einen erkennen sie Autoritäten (wie Lehrer) an, zum anderen werden sie zornig, wenn sie unterbrochen werden oder wollen nicht angesprochen werden. Lac humanum ist leiser als Anacardium, das heftiger mit der Welt hadert, in der es lebt, aber es ist auch nicht nur das angepasste Kid, wie es oft von Carcinosinum beschrieben wird.

> **Hinweise:** Lac humanum zieht sich in Momenten der Zerrissenheit gern in Betten- oder Kissenhöhlen zurück, um wieder bei sich anzukommen und sich selbst mehr zu spüren.

Phosphorus (Phosphor)

Grundtrauma: Enttäuschung, Bestrafung, Kränkung

MM: Zerrissenheit

Reaktionen:
Die Zerrissenheit von Phosphor zeigt sich besonders in Situationen, wo Kinder eine Position beziehen müssen. In der Entscheidung, anderen zu gefallen oder unangenehm aufzufallen, wählt Phosphor immer den leichteren Weg und verrät dadurch sich selbst oder Menschen, die er liebt. Hinterher fühlt sich das Kind schlecht und quält sich (kurze Zeit) mit Schuldgefühlen, um sich dann mit einem der vielen Termine, die das Kind sich heranzieht, abzulenken.

Um dem großen Trauma der Enttäuschung nicht mehr zu begegnen, versucht Phosphor den Spagat, es jedem recht zu machen, oder ergreift als letzten Ausweg die Flucht. Das führt zu einer stärker werdenden Oberflächlichkeit, die das Phosphor-Kind immer mehr in Entscheidungssituationen bringt, die potenziell schmerzhaft sind. Um ja nicht irgendjemanden zu enttäuschen, wird alles versucht, auch wenn dabei eine eigene innere Zerrissenheit bleibt.

> **Hinweise:** Phosphor-Kindern sieht man ihr Trauma nicht an. Nur in Zeiten der Ruhe lassen sie sich so tief fallen, dass sie an den Kern ihrer Emotionen kommen.

Agathis australis (Kaurifichte)

Grundtrauma: Verlassenheit, Verrat, Demütigung

MM: Zerrissenheit

Reaktionen:
Agathis-Kinder kommen öfter in den Zustand der Zerrissenheit, da sie schnell das Gefühl haben, einen Fehler gemacht zu haben. In diesem Zustand resignieren sie und flüchten sich in Selbstkritik oder hysterisches, albernes Benehmen. Sie können und wollen Situationen, die ihnen peinlich waren, nicht loslassen und halten gern an angeblichen Verfehlungen der Vergangenheit fest.

Hinweise: Hilfreich bei Kindern, die durch familiensystemische Belastungen psychisch erkranken.

Psorinum (Krätzenosode)

Grundtrauma: Verlassenheit, Heimweh

MM: Zerrissenheit

Reaktionen:
Psorinum-Kinder sind sehr unentschlossen, da sie kein großes Selbstwertgefühl haben. Sie legen einen Pessimismus an den Tag, der sie lähmt. Sie würden gern etwas grundlegend ändern, trauen sich aber nicht, sich auszudrücken, und fallen in ihre Schwäche zurück. Psorinum-Kinder finden wir in Migrantenfamilien, die ihre Heimat zurücklassen mussten, oder bei Kindern, die ein wundervolles Zuhause verlassen mussten und sich entwurzelt fühlen. Dies macht sie unzufrieden, mürrisch und ängstlich.

Hinweise: vergleichbar mit Lyc., großartiges Reaktionsmittel

Anacardium orientale (Elefantenlaus)

Grundtrauma: Dominanz, Missbrauch, Demütigung

MM: Zerrissenheit

Reaktionen:
Bei Anacardium finden wir die Zerrissenheit bei dem Versuch, sich ein Existenzrecht erarbeiten zu müssen, denn nur, wenn sie besonders gut sind und dies täglich beweisen, können sie sich selbst akzeptieren. Entscheidungen bedeuten mögliches Leiden für sie, da sie sich falsch entschieden haben könnten und die Konsequenzen fürchten. Dieser Zustand resultiert oft aus einer Unterdrückung durch den Vater oder hohen Erwartungen seitens der Familie, die nie wirklich erfüllt werden können.

In dieser Zwickmühle werden die Anacardium-Kinder oft aggressiv und grausam gegen andere oder flüchten sich in Verfolgungswahnvorstellungen. Die Misshandlungen, die die Kinder selbst erlebt haben, werden gern an Schwächere weitergegeben, wie wir es von Lycopodium kennen, nur dass sie ihre Boshaftigkeit nicht zu vertuschen versuchen.

Hinweise: Häufiges Mittel bei Kindern, die sich zwischen Vater und Mutter im Scheidungsfall zu entscheiden haben.

Zusätzlich sollten folgende Mittel bei Zerrissenheit berücksichtigt werden:
- Sepia – Widerstreit von Pflicht und Erschöpfung
- Bos-s. – Widerstreit von Ehrfurcht und Glückseligkeit
- Thuj. – Widerstreit von Anpassung und Aggressivität
- Lyc. – Widerstreit von Tyrann und Schmeichler u. v. m.

Traumareaktion tuberkulinisches Kind

Das tuberkuline Kind zeigt eine sehr spezifische Reaktion auf Trauma – die Bewegung, die Wut und die Flucht. Bei der Sycose sprechen wir nur vom Ausweichen, hier ist es viel mehr als meiden, es ist ein Verweigern.

Das traumatisierte Kind verweigert sich gegenüber Eltern, Lehrern, Regeln, schlicht gegen alles, was Einfluss nehmen möchte. Dabei ist es egal, wie gut gemeint ein Rat ist, ein Ratschlag wird als Schlag empfunden und dementsprechend mit Wut und Aufbegehren quittiert. Kann es nicht fliehen, geht es zum Angriff über, wobei das Kind diesen als eine Verteidigung sieht. Die Eltern und Pädagogen unterstellen dem Kind gezielte Aggression.

Kinder, die sich vehement gegen eine Situation wehren, sollten immer unter dem Aspekt „Trauma" betrachtet werden, da es eine typische tuberkuline Reaktion verkörpert, ausgelöst durch ein Trauma. Diese Reaktion ist psychologisch betrachtet die gesündeste Art zu reagieren, denn die Kinder schützen sich selbst effektiv. Leider hat unsere Gesellschaft nicht gelernt, diese Signale zu deuten, und verurteilt diese Kinder zu unsozialen Außenseitern, die durch Drogen wie Ritalin® und ähnlichen Präparaten ruhiggestellt werden.

Dabei sind diese Kinder sehr effektiv im Aufzeigen von gesellschaftlichen oder familiären Problemen. Nur möchte keiner hinschauen. Unter dem Druck, lautstark Probleme aufzuzeigen, brechen sie irgendwann zusammen. Diese gebrochenen Kinder sind schwer wieder aufzufangen, da sie mit der Intensität, mit der sie rebellieren, auch in die Resignation gehen.

Im Sesamstraßenvergleich kommt „Supergrobi" dem Verhalten nahe (z. B. http://youtu.be/ocQOlG7aJt0).

Folgende Attribute kennzeichnen die Art und Weise, wie tuberkuline Kinder mit der Bedrohung des Traumas umgehen:
- starke Ruhelosigkeit
- heftiges Verausgaben
- zielgerichtetes Handeln, Arbeitstiere
- brechen unter dem Ziel zusammen
- immer über die eigene und fremde Grenzen gehen
- Leben der Extreme, exzessives Verhalten
- angeberisch, aufrührerisch, wütend
- himmelhoch jauchzend – zu Tode betrübt
- Egoismus, extrovertiert
- neues Land erforschen, verändern wollen, erneuern
- Misserfolg oder Destruktives wird in Kauf genommen
- Risikorechnung: wenn ich mehr Vorteile habe, ist es das wert
- manisch-depressiv

Materia medica der wütenden Arzneien

Wut als Ventil bei ungelebten Emotionen ist in unserer Gesellschaft ungern gesehen und wird als nicht gesellschaftsfähig angesehen. Dadurch staut sich, nicht nur bei Kindern, anfänglicher Unmut auf zu Zorn und bricht in den unpassendsten Situationen unkontrolliert aus. Bei der Beschäftigung mit dem Thema „Wut" sollten wir als Homöopathen genauestens darauf achten, ob die Wut krank machend oder ein befreiendes Instrument für ungelebte Emotionen ist.

Wichtige Rubriken zu dem Thema „Wut" finden wir im Repertorium unter:
- Gemüt, Zorn, Ärger, bei Kindern
- Gemüt, Raserei, rasende Wut
- Gemüt, Schlagen, Zorn, schl.

Nitricum acidum (Salpetersäure)

Grundtrauma: Familiäre Auseinandersetzung, Beleidigung, schlechte Nachrichten, Tod   MM: Wut

Reaktionen:
Nitricum-acidum-Kinder hadern mit sich und dem eigenen Leben und können nicht mit Schicksalsschlägen umgehen. Sie empfinden es als einen persönlichen Affront, eine Freundschaft oder einen geliebten Menschen zu verlieren, und reagieren mit äußerster Reizbarkeit.

Schon Kleinigkeiten bringen sie aus der Fassung, sie fluchen, fühlen sich ungerecht behandelt und überlegen sich hasserfüllt, wie sie Rache nehmen können, denn sie können nicht schnell vergessen. Trost oder Berührung macht sie noch wütender.

Das hartherzige Auftreten und das Trotzen gegen alle Autorität täuscht über den empfindlichen Kern hinweg, den die Kinder schützen wollen, um das Gefühl des Verlustes nicht zu spüren.

Hinweise: Das Ätzende dieses Mittels finden wir bei vielen verzweifelten Kindern wieder.

Cina maritima (Wurmsamen)

Grundtrauma: Bestrafung, Kritik, Enttäuschung

MM: Wut

Reaktionen:
Cina-Kinder reagieren heftig auf jede Kritik. Sie wollen nicht angesehen oder gar berührt werden und versuchen hartnäckig ihren Dickkopf durchzusetzen. Die Bedürfnisse können nicht befriedigt werden, und die Kinder fühlen sich schon durch Kleinigkeiten verletzt.

> **Hinweise:** Cina wird häufig bei Kindern gebraucht, deren Eltern in großer Unzufriedenheit leben und sich dessen nicht bewusst sind. Über die heftige Wut versuchen die Kinder die Aufmerksamkeit auf die Missstände in der Familie zu lenken. Deshalb sollte neben der Gabe von Cina (oder anderen Wutmitteln) das Familiensystem angeschaut werden.

Saccharum officinalis (Zuckerrohr)

Grundtrauma: Verlassenheit, Verrat, unglückliche Liebe

MM: Wut

Reaktionen:
Das Saccharum-Kind ist geprägt von dem Thema „Enttäuschung" und der Reaktionsart Wut. Sie fühlen sich ungeliebt und vernachlässigt, besonders seit der Geburt eines Geschwisterkindes. Diese Kinder brauchen immer neue Impulse und werden zornig, wenn sie sich nicht bewegen können oder in ihren Impulsen eingeschränkt werden. Ihr Schmerzempfinden ist eingeschränkt, da sie sich selbst nicht so sehr fühlen. Sie können sehr anhänglich und kuschelig sein oder jede Annäherung und Berührung mit Trotz oder Wutausbrüchen quittieren.

> **Hinweise:** Wir finden häufig Prüfungssymptome nach Geburtstagsfeiern und großen Festen.

Tuberkulinum (Tuberkulosenosode)

Grundtrauma: Beschimpfung, Kummer (versteckt), Kritik

MM: Wut

Reaktionen:
Tuberkulinum-Kinder haben ein intensives Problem mit Autoritäten, seien es Eltern, Großeltern, Lehrern, Erziehern oder auch nur dominanten Spielkameraden. Sie sind schnell unzufrieden mit ihrer Situation und reagieren heftig aufbrausend, beleidigen gern und versuchen die Umgebung zu manipulieren. Durch ihre extrovertierte, redselige Art können sie sehr beliebt sein und nehmen gern engen Kontakt zu anderen Menschen auf, bis hin zur Distanzlosigkeit.

Gerade morgens nach dem Aufwachen ist die Laune auf dem Tiefpunkt, und je nach Reaktionslage des Kindes kann die plötzlich entstehende Wut sich gegen andere richten, z. B. mit Schlagen, oder gegen sich selbst, z. B. Haareziehen. Hinter der Fassade der Wut steht ein Kind mit einer großen Hoffnungslosigkeit und dem Wunsch, viel zu verändern, das aber nicht weiß, wie es dies tun kann.

> **Hinweise:** Oft verkannte Kinder, weil sie eine der heftigsten Reaktionsweisen aufzeigen, aber auch in sehr schwierige Familien hineingeboren werden.

Phosphorus (Phosphor)

Grundtrauma: Enttäuschung, Alleinsein, Demütigung, Verachtung, unglückliche Liebe

MM: Wut

Reaktionen:
Das Phosphor-Kind fühlt sich in seiner Wut nicht wohl, da das Harmoniebestreben und Gefallenwollen sehr groß ist. Wenn sie sich ungerecht behandelt fühlen oder als Vorstreiter für die Rechte anderer können sie, trotz ihrer vielen Ängste, über sich hinauswachsen und zornig werden, wobei die Wut leidenschaftlich und plötzlich (nach langer Unterdrückung) aus ihnen herausbricht und destruktiv werden kann. Dabei verlieren sie so viel Energie, dass sie hinterher krank werden können.

Nach dem Zornesausbruch versuchen sie sich zu rechtfertigen, da das Bestreben nach harmonischem Ausgleich aktiv wird.

> **Hinweise:** Das empörte Wüten kann bei kleineren Kinder sehr süß aussehen. Fühlen sich Phosphor-Kinder nicht ernst genommen, können sie (vergleichbar mit Tuberkulinum) sehr heftig reagieren.

Veratrum album (Weißer Nießwurz)

Grundtrauma: Vernachlässigung, Spannung zwischen Eltern, Schock, Eifersucht	MM: Wut

Reaktionen:
Veratrum-Kinder haben wie Lycopodium-Kinder das Gefühl, ihre Überlegenheit an Kleineren und Schwächeren demonstrieren zu müssen. Sie sind wie die Eltern, die sie oft sozial vernachlässigt haben, sehr ehrgeizig und hochmütig. Kommt ein neues Familienmitglied dazu, kann es zu heftiger Eifersucht kommen, mit Stampfen, Schlagen, Zerschneiden von Kleidung und dem Drang, etwas kaputt zu machen. Sie können sich in Rage schreien, sodass man das Gefühl hat, sie seien besetzt, was auch zutreffen kann. Schon Kleinkinder sind schwierig zu füttern und drücken ihre Frustration über Kreischen, Spucken und Ruhelosigkeit aus.

> **Hinweise:** kann mit Tuberkulinum verwechselt werden

Weitere wichtige wütende Mittel sind:
- Anac. – fühlt sich verlassen und unterdrückt
- Med. – Wildheit, um die innere Leere zu füllen
- Stram. – Zorn, fühlt sich nicht geliebt, will zerstören
- Lyc. – Zorn über sich selbst, unterdrückter Zorn

Traumareaktion cancerines Kind

Die cancerinen Kinder gehen eine Stufe weiter in der Evolution der Miasmen und verbinden alle miteinander. Auf der einen Seite kann man sagen, dass sie gesünder leben, da sie im Gegensatz zu den tuberkulinen Kindern gelernt haben, nicht alles mit Wut und Gewalt zu lösen, sondern sanftere Methoden gewählt haben.

Auf der anderen Seite ist diese cancerine Reaktionsweise streckenweise selbstzerstörerisch. Nicht alle cancerinen Kinder reiben sich still für andere auf, viele greifen auf die tuberkuline Art zurück und springen in die Wut und die Heftigkeit, um ihr Ziel zu erreichen. Die Unterschiede bei den Wutausbrüchen eines cancerinen und eines tuberkulinen Kindes sind die Schuldgefühle, die das cancerine Kind nach dem Anfall hat, da es andere nicht verletzen will. Das tuberkuline Kind nimmt in Kauf, andere zu verletzen, will es sogar gezielt, da es darin die einzige Lösungsmöglichkeit sieht.

Anpassung ist ein häufige cancerine Reaktion auf ein Trauma. Um die Schmerzen des Traumas nicht mehr wieder erleben zu müssen, werden die eigenen Emotionen unterdrückt. Diese Kinder werden in Notsituationen dafür gelobt, so ruhig geblieben zu sein. Sie spalten die Anteile des Traumas ab und gehen zum Alltag über. Natürlich schwelt die Traumaenergie in ihnen weiter, und es entstehen Selbstzweifel und ein tiefes Gefühl der Wertlosigkeit. Sie fühlen sich schnell verantwortlich für andere Menschen und erkranken an dieser zu großen Last.

Cancerine Kinder sind häufig frühreif, haben ein ausgeprägtes Gespür für die Emotionen anderer Menschen (Geschwister, Freunde, Eltern, Großeltern) und versuchen möglichst vielen zu helfen.

Folgende Attribute kennzeichnen die Art und Weise, wie cancerine Kinder mit der Bedrohung eines Traumas umgehen:
- Schuldgefühle
- Emotionen stark leben oder komplett unterdrücken
- Emotionen anderer zu eigen machen
- nachgiebig
- tiefe Wertlosigkeit
- Selbstzweifel
- Überverantwortung
- hellsichtig/hellfühlig/übersensibel
- Aufopferung, Selbstkasteiung
- lang anhaltender Zusammenbruch
- hohe Erwartungen
- höchste Ansprüche an sich und andere
- dienen, unterwürfig sein
- Glauben an Gott und Engel
- altes Wissen, Weisheit

- extrem wechselhafte Stimmung
- Drang, ein guter Mensch zu sein
- nicht wichtig sein
- retten wollen

Materia medica der Verantwortung

Das Thema „Verantwortung" ist sehr stark ausgeprägt bei cancerinen Kindern. Zum einen das sehr frühe und starke Verantwortungsgefühl, zum anderen, als sekundäre Reaktion, die Ablehnung der Verantwortung. Um cancerine Kinder ganz zu verstehen, sollte man sich mit den Mitteln in folgenden Rubriken auseinandergesetzt haben:

Verantwortung im Repertorium:
- ✔ Gemüt, Verantwortung, zu stark
(Aur., Bamb-a., Calc., Carc., Ign., Lil-t., Lyc., Nat-m., Puls.)
- ✔ Gemüt, Verantwortung, Abneigung gegen (Lac-h., Lyc., Med., Phos.)
- ✔ Gemüt, Pflicht, Mangel an Pflichtgefühl
(Anac., Ars., Calc., Lach., Merc., Nat-m., Sil., Sulph.)
- ✔ Gemüt, Verantwortung, will ihre Verantwortung abgeben (Sep.)
- ✔ Gemüt, Pflicht, Abneigung gegen häusliche Pflicht (Sep.)
- ✔ Gemüt, Wahnidee, vernachlässigt, Pflichten seine
(Ars., Aur., Ign., Lyc., Mobil-ph., Puls.)

Diese Mittel kommen in der Praxis häufig zum Einsatz, wenn es um zu große Verantwortung oder Verlust von Verantwortung geht:

Lycopodium (Bärlappsporen)

Typische Symptome für Lycopodium sind Abneigung gegen Verantwortung und gleichzeitig großes Pflichtgefühl, was zu einer Zerrissenheit führt.   MM: Verantwortung

Traumata:
- Verlassenheit, Enttäuschung
- stiller Kummer
- Auseinandersetzung mit Eltern, Lehrern, großen Geschwistern

- Bevormundung, Bestrafung
- Dominanz anderer
- Unterdrückung der kreativen Fähigkeiten
- Demütigung, Kränkung (mit unterdrücktem Zorn)
- Todesfall in der Familie
- Missbrauch, auch sexuell

Psyche:
- fürchtet sich vor Verantwortung, lässt andere für sich arbeiten
- flieht aus Verantwortungssituationen (Kind ist auf Toilette, wenn der Abwasch gemacht werden muss)
- meidet jede Anstrengung, obwohl sie ihm guttut
- weigert sich zu streiten oder zu verhandeln
- kann und will sich nicht entscheiden, schiebt die Entscheidung auf andere (Welche Kinder soll ich zum Geburtstag einladen?)
- sehr erpicht auf sein Image, aufgeblasenes Ego
- verlässt sich auf die geistige Stärke und Überlegenheit
- verbirgt und überspielt große Unsicherheit
- fühlt sich von der Familie ungeliebt

Aurum metallicum (Gold)

Ein typisches Symptom für Aurum ist ein hohes Verantwortungsbewusstsein, das Depressionen verursacht und die Kinder lähmt.

MM: Verantwortung

Traumata:
- Kummer (mit unterdrücktem Zorn)
- Kränkung, Demütigung, Spott
- Enttäuschung, Verlust von Freundschaft
- Alleinsein, Verlassenheit, Heimweh
- unglückliche, enttäuschte Liebe
- Misserfolg

Psyche:
- bricht unter seiner Verantwortung zusammen
- glaubt, er tauge nichts, sei schlecht, andauernde Vorwürfe gegen sich selbst

- Gefühl, seine Pflicht versäumt zu haben, Zerrissenheit
- das Kind in den Schuhen des Vaters, muss die Erwartungen erfüllen
- gerecht, fair, verantwortungsbewusst, pedantisch
- strebt nach etwas Höherem, lebhaft, extrovertiert
- nimmt sich alles zu Herzen, meint von niemandem geliebt zu werden
- Angst, zurückgewiesen zu werden
- idealistischer Dienst, mit höchstem Eifer
- strenge Moralvorstellungen
- will die Eltern und die Familie nicht enttäuschen
- Depression, keine Initiative mehr

Lac equinum (Pferdemilch)

Typische Symptome für Lac equinum sind Ängste zu versagen mit folgender Unruhe und Reizbarkeit.   MM: Verantwortung

Traumata:
- Auseinandersetzung innerhalb der Familie
- Erwartungsdruck
- Familiengeheimnisse
- Missbrauch

Psyche:
- Angst, die Pflicht zu vernachlässigen (macht Atemnot), erträgt keine Ungerechtigkeit
- Angst zu versagen, Erwartungen (der Familie) nicht zu erfüllen, vor Kritik
- Angst um andere, um die Familie, will sie beschützen
- Freunde sind sehr wichtig
- fühlt sich überfordert, „Das Leben ist hart."
- tut alles für seine Arbeit, pedantisch, organisiert
- Furcht. den Verstand zu verlieren, vor Kontrollverlust
- Fluchtgedanken, Hast, Eile, Ruhelosigkeit
- Wahnidee, er werde gehindert, alles sei schwierig
- Frustration, möchte kämpfen, Konfrontation

Hinweise: vergleichbar mit Ars., Med.

Magnesium muriaticum (Magnesiumchlorid)

Typische Symptome für Mag-muriaticum sind sehr starke Verantwortung, Passivität und Aushalten.   MM: Verantwortung

Traumata:
- Verlassenheit, Enttäuschung
- Auseinandersetzung in der Familie (Eltern) oder Chef
- Alleingelassensein, Heimweh

Psyche:
- ungeheures Pflichtgefühl, gibt sich enorm Mühe
- opfert sich (leise) für andere, freudlos, gewissenhaft, pflichtbewusst
- überfordert, der Rolle nicht gewachsen, Maske nach außen
- Abneigung zu reden, weich, milde, leise
- Ängste und Schwäche durch zu viel Verantwortung, Denken dran verschlechtert
- Friedensstifter, sorgt dafür, dass es allen gutgeht, mag keinen Streit
- unterdrückt die eigenen Gefühle, Rückzug, um nicht verletzt zu werden, stilles Opfern
- Kinder, die abgetrieben werden sollten, Versager
- kann keine Ungerechtigkeit ertragen, wird immer verbitterter
- hat lange gelitten und ist erschöpft, Ruhelosigkeit abends

Hinweise: vergleichbar mit Carc., Nat-m.

Medorrhinum (Trippernosode)

Ein typisches Symptom für Medorrhinum ist, dass die Verantwortung stark auf ihm lastet und ihn eilig fliehen lässt.   MM: Verantwortung

Traumata:
- Verlassenheit
- Auseinandersetzung in der Familie
- Disharmonie zwischen den Eltern
- Dominanz anderer, strenge Erziehung
- Unterdrückung, Vorwürfe
- schlechte Neuigkeiten

- sexueller Missbrauch
- früh abgestillt

Psyche:
- frühe soziale und geistige Entwicklung
- will die Verantwortung für das Leben nicht übernehmen
- fühlt sich in der Verantwortung gefangen und gebunden
- alles Neue stellt eine Gefahr dar, muss alles kontrollieren
- viel Energie, lebt in Extremen, sehr kontaktfreudig, findet kein Maß
- freies, ungebundenes Naturell, sehr selbstständig
- Manipulation durch Sex, piesackt andere
- Flucht in Exzesse, Drogen, Alkohol
- Schuldgefühle werden über Essen, Trinken und Gewalt weggedrückt
- schnell ergriffen, furchtlos, ungeduldig
- kann keine Ungerechtigkeit ertragen, verabscheut Einschränkungen und Regeln

Hinweise: vergleichbar mit Carc., Lac-c., Lyc.

Carcinosinum (Krebsnosode)

Typisches Symptom für Carcinosinum ist das übergroße Pflichtgefühl, das zur völligen Aufopferung führt.   MM: Verantwortung

Traumata:
- emotionale Unterdrückung
- ehrgeizige und strenge Eltern, Dominanz anderer
- Kritik, Bestrafung, Bevormundung
- Enttäuschung (besonders durch Ungerechtigkeit)
- sexueller Missbrauch
- Todesfall, langanhaltender Kummer
- unglückliche Liebe

Psyche:
- fühlt früh große Verantwortung für andere, erfüllt die Bedürfnisse anderer, nicht die eigenen
- trägt die Verantwortung für die ganze Familie und wird dafür noch gestraft

- opfert sich, weil es glaubt, andere retten zu können, aufopfernd, pflegeleicht
- fühlt sich dazu verpflichtet, da die anderen nicht so sensitiv sind (hellsichtig)
- überhaupt keine Verantwortung für das eigene Wohlbefinden, unterdrückt eigene Emotionen
- fühlt sich verlassen, ausgenutzt und unzufrieden, äußert es aber nur leise oder gar nicht
- kann sich nicht ausruhen, bis alles an seinem Platz ist
- Schuldgefühle, wenn es laut und wütend war

Hinweise: siehe auch Teil 3 – Erstes Trauma – Verlusttrauma

Folliculinum (Östrogen)

Typische Symptome für Folliculinum sind große Verantwortung und große Passivität.   MM: Verantwortung

Traumata:
- Bevormundung, Übergriffe, Unterdrückung, Dominanz
- Tadel, Vorwürfe, Kritik
- Gewalt, körperliche Misshandlung
- seelische Misshandlung
- sexueller Missbrauch
- Bindungsprobleme zwischen Mutter und Kind
- Alleingelassensein

Psyche:
- starke Selbstkontrolle durch Verantwortungsgefühl
- muss ständig helfen, vergisst, wer sie ist
- Verlust der Individualität und Identität, mutlos
- kann nicht Nein sagen, gelähmt, hat keine Wahl
- kann sich nicht von den Eltern oder der Familie lösen
- starke Bindung an Peiniger, opfert sich
- verliert sich in Beziehungen, Selbstaufgabe
- Verlust der Willenskraft
- überempfindlich gegen Kritik
- Gefühl geistiger Leere, Verlust der Willenskraft

- Kinder, die noch nicht ganz auf der Erde angekommen sind und der Trennung von Gott hinterhertrauern
- in kindlicher Entwicklung stecken geblieben

Hinweise: vergleichbar mit Carc.

Weitere wichtige Mittel sind:

- **Sepia,** die eine große Abneigung gegen Pflichten hat, da sie durch anhaltende Überforderung verzweifelt auf noch mehr Pflichten reagiert und möglichst alles aufgeben und hinter sich lassen möchte. Der Kontakt zur eigenen Seele und die eigene Identität ist verloren gegangen, und nur durch Kontrolle hält sie die Schwäche noch zurück, um weiter den Pflichten nachzukommen. Dabei treibt sie das Schuldgefühl, nicht genug getan zu haben.

- **Calcium carbonicum,** der ein hohes Verantwortungsgefühl hat, sich selbst zurückstellt und jede Aufgabe sehr ernst nimmt. Die Kinder arbeiten systematisch und planmäßig bis an den Rand der Erschöpfung und weit über eigene Grenzen hinaus, immer mit der Angst, nach einer Pause nicht mehr anfangen zu können. Sie ruhen sich nicht aus, bis die Aufgabe gelöst ist. Im dekompensierten Zustand fühlen sie sich von allen Aufgaben und Pflichten überwältigt, schieben alles auf und lassen sich leicht ablenken.

- **Natrium-muriaticum** übernimmt früh die Verantwortung, besonders für Geschwister oder Freunde, und kommt dadurch schnell in eine Elternrolle. Die Kinder sind früh selbstständig, häufig erste Kinder und gehen immer über die eigenen Grenzen hinaus, um nicht zu enttäuschen und um zu gefallen. Das brave, übergewissenhafte, perfektionistische Verhalten ist Folge der Angst, dass man schlecht über sie denkt oder sie kritisieren könnte. Das starke Verantwortungsgefühl tritt im Wechsel mit Schuldgefühlen auf.

- **Pulsatilla** fühlt eine starke Verantwortung, es scheint ihr aber alles zu viel zu sein, deshalb lässt sie lieber andere die Verantwortung tragen. Hinterher entstehen Schuldgefühle und das Gefühl, versagt zu haben. Sie fühlt sich schnell unter Druck gesetzt und versucht sich aus verpflichtenden Situationen herauszuwinden, mit einer naiven, aber subtil kontrollierenden Art. Sie sorgt sich um andere, versorgt sie gern, nimmt gern Verantwortung in kleinen, überschaulichen, sozialen Projekten an.

- **Bambus** sucht immer nach Unterstützung und Halt, um besser die Verantwortung tragen zu können. Die Kinder versuchen immer eine Stütze für andere zu sein, verdrängen dabei ihre eigene Hilflosigkeit und steuern auf ein Burn-out-Syndrom zu. Sie schieben alles vor sich her, mögen sich nicht gern entscheiden, da sie die Veränderung zum einen ersehnen, zum anderen fürchten. Sie möchten am liebsten alles vergessen. Alles scheint sinnlos, besonders die eigene Arbeit.

Probleme der Anamnese

Nicht jeder Patient und schon gar nicht alle Eltern erzählen gern über die Traumata ihrer Kinder. Viele Mütter haben Schuldgefühle, weil sie sich dafür direkt verantwortlich fühlen, dass ihre Kinder Traumata erlebt haben. Das Schuldgefühl blockiert über die Mutter die Kinder und macht es schwierig, das wichtige Thema „Trauma" anzusprechen. Zusätzlich werden wir mit folgenden Problemen konfrontiert:

- **Vermeidung**
  Traumata werden im Anamnesegespräch nicht gern thematisiert, da eventuell beide Seiten die Auseinandersetzung mit dem Thema scheuen. Als Therapeut bedarf es viel Klarheit und Fingerspitzengefühl, um Patienten auf diese Themen anzusprechen. Meidet auch der Therapeut die Traumahinweise, spielt sich die homöopathische Behandlung oberflächlich ab und erzielt nicht die gewünschte Tiefe des Therapieerfolges.

- **Verdrängung**
  Einige Traumata werden von den Patienten erfolgreich verdrängt (Dissoziation). Lediglich kleine Hinweise und Traumareaktionen weisen uns den Weg zu der versteckten Causa. Die Verdrängung ist eine Rettung für die verletzte Seele, und nur mit psychologischer Begleitung sollten diese Traumata angegangen werden.

- **Bagatellisierung**

Traumata werden nur am Rande angesprochen und oft als schon bearbeitet hingestellt. Die Verharmlosung eines Erlebnisses sollte immer hinterfragt werden, da hier oft der Schlüssel für die Lösung eines Falles liegt. „Normale" Reaktionen auf ein Erlebnis und Sprüche wie: „Da muss man durch – was nicht tötet, härtet ab" sind Hinweise auf ein Trauma.

Fall: Schwimmtrauma

Ein fünfjähriges Mädchen lernt mit ihrem Opa schwimmen und hat Angst, den Kopf unter Wasser zu nehmen. Dadurch fällt es ihr schwerer, im Wasser voranzukommen. Um ihr das Tauchen beizubringen, zieht der Opa seine Enkelin ganz unter Wasser, woraufhin sie gar nicht mehr schwimmen will. Nach einem halben Jahr intensiver antitraumatischer Behandlung schwimmt das Kind wieder mit Freude und Begeisterung.

Für Erwachsene sind viele Handlungen normal, die für Kinder potenziell traumatisierend sind. So werden immer noch Kinder von Schwimmlehrern gezwungen vom 3-Meter-Turm zu springen, um ihnen die Angst vor der Höhe zu nehmen, oder Kinder ins Wasser geworfen, um schwimmen zu lernen. Oft haben die Erwachsenen dieselben Traumata erlebt und geben sie unbewusst weiter, denn geteiltes Leid ist halbes Leid.

Patient und Therapeut haben oft Angst vor einer Aktivierung des Traumas oder einer Retraumatisierung. Dadurch wird die Anamnese unvollständig und zentrale Hinweise für die Entstehung von Krankheiten fallen weg. Es gibt immer einen richtigen Zeitpunkt, um ein Trauma ganz aufzuarbeiten. Die Anamnese ist nicht die richtige Gelegenheit für eine Traumabehandlung. Hier wird nur aufgenommen und detailliert hinterfragt. Der Therapeut muss sich in der Lage fühlen, den Patienten in seinem Trauma zu führen und gegebenenfalls aufzufangen.

In den Folgekonsultationen sollten traumatische Themen aufgenommen und je nach Bezug zu einer akuten Symptomatik abgearbeitet werden. Bei tiefen Traumata sollte immer eine psychologische Begleitung zur homöopathischen Behandlung erfolgen.

Probleme bei der Behandlung

Unwissenheit

Es ist überraschend, wie viele körperliche Beschwerden eine traumatische Ursache haben können. Ob Bluthochdruck oder Herzinfarkt, ob Lähmungen oder andere neurologischen Störungen, ob Allergien oder Hautausschläge, (fast) alles ist möglich! Auch wenn Patienten nur wegen ihrer körperlichen Beschwerden in die Behandlung kommen, können sie hoch traumatisiert sein. Als Homöopath sollten Sie darüber im Bilde sein, welche traumatische Causa hinter der Beschwerde ihrer Patienten stehen kann, und immer offen sein, neue kennenzulernen. Die ständige Erweiterung des eigenen Horizontes hilft bestens gegen Unwissenheit.

Mittelwahl

Viele Mittel haben antitraumatische Wirkung, wir finden sie aber nicht im Repertorium. Nicht nur die klassischen Traumamittel sind notwendig. Alle Patienten brauchen eine homöopathische Begleitung, die neben den Traumata auch die miasmatischen, organotropen und systemischen Probleme angeht. Dafür ist die Erforschung von neuen Mitteln sehr hilfreich, da sie starken Bezug zu den Problemen der jetzigen Zeit aufzeigen. Dabei sollten unsere altbewährten Polychreste nicht aus den Augen verloren werden, denn mit ihnen kann der Großteil der Erkrankungen erfolgreich geheilt werden.

Zwischenmittel

Bei vielen Kollegen besteht eine große Unsicherheit, bei Hinzutreten einer akuten Symptomatik ein geeignetes Zwischenmittel zu geben. Die klassische Homöopathie ist in der Regel nicht begeistert von schnellen Mittelwechseln und Zwischengaben. Resultat ist, dass Traumata schwerer aufgelöst werden können, da sie in der Regel akut auftreten oder aktiviert werden und ein homöopathisches Einschreiten vonnöten ist.

Folge ist, dass die Lebenskraft versucht, ähnlich wie der Patient selbst, das Trauma zu überdecken und durch akute Symptome zu überlagern. Akut entstehende Traumata können, wenn sie nicht akut gelöst werden, die chronische (Trauma-)Behandlung entscheidend blockieren. Deshalb sollte die Gabe von Zwischenmitteln als fester Bestandteil der Therapie angesehen werden.

Auch hinzutretende Aktivierungen eines Miasmas können die chronische Behandlung erschweren. So kann durch einen akuten Kummer die latente Psora aktiviert werden. Desgleichen kann eine akute Retraumatisierung nach einem Zwischenmittel verlangen.

Häufige Zwischenmittel bei Kindern sind:
- Ignatia: akuter Kummer, Eltern verreist, Umzug
- Carcinosinum: Aktivierung alten, chronischen Kummers
- Sulphur: Aktivierung der Psora, wunder Po

Besonders cancerine Kinder brauchen häufige Zwischengaben und Wiederholungen der Mittel. Einige benötigen sogar das Traumamittel und das miasmatische Mittel gleichzeitig, wenn die Cancerinie stark in der Lebenskraft verankert ist.

Schneller Wechsel des Mittels

Verändert sich die Symptomatik gravierend, braucht der Patient einen Mittelwechsel. Dies kann bei Kindern sehr schnell vorkommen, sodass Kollegen unsicher sind, ob sie noch klassisch behandeln. Die Behandlung von Traumata kommt einer Bändigung (und gleichzeitig einer Befreiung) der Miasmen gleich, die immer wieder versuchen auszuweichen, abzutauchen, sich zu verstecken oder zu verkleiden.

Um die Miasmen in den erlösten Zustand zu führen, benötigt der Homöopath ein hohes Maß an Flexibilität und Übersicht, um in der Betrachtung des Falles immer wieder einen Schritt zurückzugehen und zu durchschauen, welche Prozesse in der Lebenskraft ablaufen und wie er diesen am besten begegnen kann. Zu schnell verbeißen wir uns in der Vorstellung, wie sich die Heilung eines Kindes entwickeln soll, ohne die Entwicklung des Kindes mit einzubeziehen.

Je mehr die Eltern eines Kindes bereit sind, auch an ihren eigenen Problemen zu arbeiten, umso schneller sind miasmatische und traumatische Belastungen abgebaut und ein Mittelwechsel angezeigt.

Aufklärung der Eltern

Eltern sollten über die Hintergründe von Traumata und deren Behandlung wissen, damit sie sensibilisiert sind und möglichst jedes aktivierte Trauma erkennen und eventuell schon behandeln können. Sie sollten die typischen Symptome eines Traumas und einige Reaktionsarten durchschauen können.

Im Laufe einer chronischen, antitraumatischen, homöopathischen Behandlung ist es wichtig, den Eltern immer wieder aufzuzeigen, wo Blockaden entstehen und wie sie sich an dem Heilungsprozess bewusst beteiligen können. Als Therapeut sind Sie nur Wegbegleiter der Eltern und des Kindes. Die eigentliche Verantwortung für die Gesundheit des Kindes liegt in der Hand der Eltern, die von Ihnen lernen können.

Trauma oder Blockade

In der homöopathischen Behandlung unterscheide ich zwischen Blockaden und Traumata. Während ein Trauma sich im Nervensystem des Kindes eingenistet hat und Traumasymptome produziert, ist die Blockade eine energetische Störung in der Lebenskraft, die nicht traumatischen Ursprungs ist.

So kann beispielsweise ein Krankenhausaufenthalt ein traumatisches Ereignis sein, wenn das Kind über Tage allein auf der Intensivstation lag und sich verlassen und einsam fühlte. Andererseits kann der Aufenthalt eine Blockade sein, weil die intensive medikamentöse Behandlung sich in der Lebenskraft manifestiert hat und eine tiefer gehende Heilung erschwert.

Die Differenzierung zwischen den beiden Möglichkeiten ist wichtig, da die antitraumatische Behandlung eine tiefere Ebene der Therapie erschließt. Für eine erfolgreiche Behandlung ist es aber auch notwendig, eine Blockade zu erkennen.

Typische Blockaden aus Schwangerschaft und Geburt sind die Behandlungen mit Partusisten® und Oxytocin®, die durch eine tautopathische Behandlung mit den potenzierten Mitteln gut aufgelöst werden können.

Traumaanamnese

Im Folgenden habe ich einige mögliche Traumata aufgelistet, die schnell in der Anamnese übersehen werden und einen entscheidenden Anteil an der Ursache einer Erkrankung haben können. Dabei ist individuell zu prüfen, ob es sich hierbei um ein Trauma handelt oder „nur" um eine Blockade.

Nicht jede potenziell traumatische Situation löst ein Trauma aus. Das Vorhandensein von spezifischen Traumasymptomen zeigt das Trauma an.

Zeugung

Die Zeugung ist der Start in das Leben eines Kindes. Es wird vermutet, dass die Hälfte aller Kinder zum Zeitpunkt ihrer Zeugung nicht erwünscht sind. Jede emotionale Regung wird auch hormonell auf das Kind übertragen. Je wohler sich eine werdende Mutter mit dem Kind, das in ihr wächst, fühlt, desto unkomplizierter verläuft eine Schwangerschaft.

Mögliche Traumata bei der Zeugung sind:
- Vergewaltigung in oder außerhalb der Ehe (Schock)
- nicht gewollte Schwangerschaft, Zweifel an der Schwangerschaft
- Zeugung, um einen Zweck zu erfüllen (z. B. um die Ehe zu retten)

Blockaden:
- Alkohol, Drogen bei der Zeugung

Schwangerschaft

In der Schwangerschaft werden alle emotionalen Traumata der Mutter und der Eltern auf das Kind übertragen. Deshalb sollte die Anamnese dieser Zeit sehr detailliert sein, denn hier wird die Zukunft des Kindes geprägt. Gerade cancerine Kinder übernehmen in der Schwangerschaft schon Emotionen und Probleme der Eltern und zeigen deshalb schon gleich nach der Geburt heftige Erkrankungen.

Mögliche Traumata in der Schwangerschaft sind:
- Angst vor Elternschaft, Ablehnung des Kindes
- Abtreibungsversuch (Sep., Arg-n.)
- verlorene Zwillinge (30 % der Schwangerschaften sind Zwillings- oder Mehrlingsschwangerschaften)
- Streit, Kummer der Eltern oder der Familie
- Stress bei der Arbeit (z. B. Mobbing)
- Verlassenwerden (s. Kapitel 3), Kummer, Depression
- Tod eines nahestehenden Menschen (Wenn ein neues Leben kommt, muss ein anderer gehen.)
- Geschlagenwerden, Gewalt
- Krankenhausaufenthalte
- große Ängste der Mutter
- Unfälle, Stürze

Blockaden:
- toxische Belastung (Quecksilber, Arsen, Formaldehyd u. v. m.)
- Schilddrüsenstörungen der Mutter
- Alkohol, Drogen, Rauchen, Medikamente (Schilddrüsenhormone)
- Partusisten® als Wehenhemmer (Lach.)
- schwere Krankheiten
- Untersuchungen in der Schwangerschaft (CTG, Amniozentese, Ultraschall)

Geburt

Im Vergleich zu anderen Primaten ist der Mensch eine physiologische Frühgeburt. Er kann nicht laufen oder irgendetwas aus eigener Kraft erreichen und ist deshalb nach der Geburt schutzlos und reagiert äußerst sensibel auf Störungen. Die Geburt kann durch medizinische Komplikationen (objektiv) traumatisch verlaufen oder als persönliches Erlebnis (subjektiv) traumatisch empfunden werden.

Mögliche Traumata während der Geburt sind:
- Künstliche Einleitung der Geburt (Das Kind ist noch nicht bereit.)
- Verzögerungen in der Austreibungsphase (z. B. zu enger Geburtskanal, Wehenschwäche, Folgen können Klaustrophobie, Tunnelängste, Wirbelblockaden, Albträume vom Kampf, erdrückt zu werden, und Angst vor Dunkelheit sein – Arg-n.)
- Frühgeburt, Übertragung (Untersuchungsstress, Ängste)
- Sauerstoffunterversorgung
- Nabelschnurstrangulation (Lach., Arg-n., Umbilicus-humanus)
- Aspiration von Fruchtwasser (Ant-t., Op., Lach., Carb-v)
- Kopfverletzung durch Presswehen, Zangengeburt, Saugglockengeburt
- Alleingelassenwerden im Krankenhaus, Trennung von der Mutter
- Kaiserschnitt, Operationserfahrung, Krankenhausaufenthalt, Behandlung und Untersuchungen

Blockaden:
- Medikamente: Schmerzmittel, Psychopharmaka, Tranquilizer, Opiate, Periduralanästhesie, Narkose (Folgen können Hypotonus, Schläfrigkeit oder Atemanpassungsschwierigkeiten sein)
- Manipulation der Wehen: Oxytocin® als wehenförderndes Mittel

Fall: Geburtstrauma

Ein dreijähriger Junge wird wegen einer chronischen Obstipation in der Praxis vorgestellt. In der Schwangerschaft war der Opa an Krebs erkrankt, und die Mutter hatte viele Ängste, das Kind zu verlieren. Unter der Geburt verkeilte sich das Kind mit dem Kopf im Becken und kam trotz wehenfördernder Mittel nicht in den Geburtskanal, sodass eine Sektio erfolgen musste.

Die Stauung, die das Kind als lebensbedrohlich empfindet, äußert sich nach der Geburt in chronischer Obstipation als Stauung des Darmes. Dies ist häufig der Fall.

Mit zwei Jahren nimmt die Verstopfungsneigung zu, und ein Arzt entschließt sich, das Kind kurzerhand manuell zu entleeren, erzeugt bei dem Kind so viel Schmerzen und Angst, dass es bei jedem Stuhlgang, der alle 5 – 6 Tage erfolgt, depressiv wird und nur unter Stöhnen, wütenden Schreien und hochrotem Gesicht harten Stuhlgang entleeren kann.

Die erste Traumatisierung, das Verkeilen im Geburtskanal, wird durch ein zweites Trauma, der erzwungenen Darmentleerung, präsenter und bringt die Eltern auf die Idee, sich homöopathische Hilfe zu holen und damit nicht nur die Obstipation, sondern auch das Geburtstrauma zu heilen. Eine geeignete Repertorisation für Kinder, die im Geburtskanal stecken geblieben sind, ist:

- ✔ Gemüt, Beschwerden durch, Schreck, Schock
- ✔ Gemüt, Erwarten eines Ereignisses, Erwartungsspannung
- ✔ Gemüt, Furcht, enge Räume

Zusätzlich ist die Reaktionsart (siehe Reaktionsarten in Kapitel 4) des Kindes entscheidend für die Mittelwahl, denn diese zeigt an, ob z. B.

- Lycopodium wegen der mal wütenden, mal depressiven Reaktion angezeigt ist oder
- Pulsatilla wegen der gehäuften Ängstlichkeit und Vorsicht oder
- Tuberkulinum wegen der Zerstörungswut oder
- Medorrhinum wegen der Sprunghaftigkeit und dem Leben in Extremen.

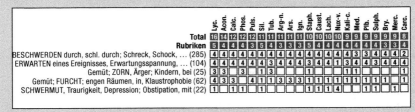

Lycopodium verhalf in diesem Fall dem Kind innerhalb von sechs Wochen zu einem normalen Stuhlgang. Damit ist die antitraumatische Behandlung jedoch lange noch nicht abgeschlossen.

Neugeborene

In den ersten zwölf Monaten entwickelt sich das Kind rasant und beginnt eine Eigenständigkeit zu entwickeln. Trotzdem sind die Kinder noch durch ihre eingeschränkte Motorik vielen Situationen ausgeliefert. Sie können sich zwar mehr bemerkbar machen, aber die Verständigung ist noch sehr rudimentär. In dieser Prägungsphase sind die Neugeborenen schnell traumatisiert, und es kann insbesondere zu Bindungsstörungen kommen. Es ist die Zeit, in der sich das Vertrauen des Babys entfaltet, dass seine Grundbedürfnisse erfüllt und seine Grenzen gewahrt werden.

Mögliche Traumata in der Neugeborenenzeit sind:
- Trennung, Streit, familiäre Spannung (Folgen können Schlafstörungen und Ruhelosigkeit sein)
- Schreiengelassenwerden (Rituale zum Schlafenlernen durch Schreienlassen), Sichabwenden, Missachtung und Missverstehen der kindlichen Signale
- Anschreien, Schläge, Einsperren (Eltern, die überfordert oder selbst traumatisiert sind)
- Schütteltrauma (bei Schreikindern)
- Liebesentzug, Misshandlungen
- auf Nahrung warten
- aufdringliche Verwandte, die die Kinder mit ihrer Liebe erdrücken
- wechselnde Bezugspersonen
- Die Mutter hat die Geburt traumatisch erlebt.
- postpartale Depression
- Unfälle (z. B. Sturz von der Wickelkommode oder aus dem Kinderwagen)
- plötzliches Abstillen (z. B. durch Erkrankung der Mutter)
- übernommener Kummer der Eltern (Erbtrauma)

Kindergartenkinder

Gerade die Kindergartenzeit ist der Beginn für viele Probleme. Die Kinder gehen sehr früh aus dem Schutz der Familie hinaus und müssen lernen, sich selbst durchzusetzen. Die Auseinandersetzung findet nicht nur mit gleichaltrigen Kindern und den Erziehern als neue Bezugspersonen statt, sondern auch auf Krankheitsebene, die oft traumatischen Ursprungs ist.

Mögliche Traumata für Kindergartenkinder sind:
- Trennungskummer
- zu frühe Schnuller- und Windelentwöhnung
- Geburt eines Geschwisterkindes
- Alleingelassenwerden (Krankenhaus, Vernachlässigung, Verlorengehen)
- Fast-Ertrinken, Fast-Ersticken, Eingeklemmtsein
- Stromschlag
- Hundebiss, Insektenstiche

Blockaden:
- Impfungen

Schulkinder

In den darauffolgenden Jahren werden Kinder immer selbstständiger und erforschen die Welt auf eigene Faust. Daher können Eltern nicht mehr immer zur Stelle sein und die Kinder schützen. Diese Zeit ist wichtig für die Entwicklung eines eigenen Standpunktes. Die Kinder lösen sich Stück für Stück von den Eltern und lernen sich in Gruppen zu erleben und zu behaupten.

Mögliche Traumata für ein Schulkind sind:
- Bestrafung, Ungerechtigkeiten
- körperliche und seelische Misshandlungen
- frühe Verantwortung
- Operationen, ärztliche Untersuchungen, Impfungen
- sexueller Missbrauch, psychischer Missbrauch
- häusliche Gewalt
- Krankenhausaufenthalt
- Mobbing, Erniedrigung, Beschimpfung

Jugendliche

Die Pubertät ist eine Zeit der heftigen Umbrüche. Die Hormone verändern sich, die Gehirnstrukturen ebenfalls, der gesamte Mensch unterliegt einem einschneidenden Wandel. Die jungen Menschen stehen an der Schwelle zum Erwachsensein und pendeln zwischen beiden Polen hin und her, ohne sich irgendwo zu Hause zu fühlen.

Es geht für sie darum, ihren eigenen Platz in der Gesellschaft zu finden, gegen Normen zu rebellieren und einen eigenen Lebensweg zu finden, der für sie gangbar ist.

Mögliche Traumata für Jugendliche sind:
- Gewalt, Schläge, körperliche Übergriffe
- Mobbing (Dissen – Bilder und Filme ins Internet setzen, Gerüchte und Lästereien durch soziale Netzwerke in die Welt setzen, d. h., selbst zu Hause sind die Jugendlichen nicht mehr geschützt.)
- Beschämung, Abwertung, Ablehnung, Vernachlässigung, Drohungen
- Dominanz (Eltern, Lehrer)
- Miterleben von Übergriffen
- Jugendliche als Partnerersatz für die Eltern
- sexuelle Übergriffe und Missbrauch
- Schwangerschaftsabbruch
- enttäuschte, unerwiderte Liebe, Trennung von erster Liebe
- Kritik am eigenen Körper (Viele Jugendliche sind mit ihrem Körper nicht zufrieden, und schon Blicke und Vergleiche anderer können eine Traumatisierung bewirken.)

Fall: Mobbing

Eine junge Frau kam mit einer intensiven, wiederkehrenden Mobbingvergangenheit in die chronische Behandlung. Als Grundlage dieser Erfahrungen fanden wir ein Trauma, das ihr mit eineinhalb Jahren widerfuhr, als sie fast im Gartenteich ihrer Eltern ertrank. Mit 13 Jahren passte die junge Frau auf ein anderes eineinhalbjähriges Kind in demselben Garten auf, und auch dieses Kind ertrank fast, obwohl die junge Frau sich der Gefahr bewusst war.

> Die Lähmung des eigenen Traumas hinderte sie daran, die ähnliche Situation zu erkennen. Schuldgefühle, die automatisch folgten, verminderten das Vertrauen in sie selbst und waren in diesem Fall Ursache für die Mobbingerfahrungen, die „nur" ein Folgetrauma waren.

Zu allen Zeiten können zusätzlich folgende Traumata entstehen:
- Tod in der Familie (auch Tiere), Kummer
- Umzug, Verlust von Freunden, Gruppen
- Trennung der Eltern
- Unfälle
- schwere Erkrankungen der Eltern
- eigene schwere Erkrankungen des Kindes (z. B. Tumor)

Chancen der Traumabewältigung

Das Verarbeiten eines Traumas kann zu einer Reifungserfahrung führen, wie wir es beispielsweise auch bei Kinderkrankheiten kennen. Das Durchleben und Überwinden einer traumatischen Erfahrung stärkt das Selbstbewusstsein durch das (Wieder-)Entdecken eigener Ressourcen. Es besteht die Möglichkeit, neu zu bestimmen, was wesentlich und wichtig im eigenen Leben ist.

Durch den engeren Kontakt zu sich selbst wird der Kontakt zur Natur wieder möglich, und auch zwischenmenschliche Beziehungen dürfen wieder in den Vordergrund treten.

Weiterhin bietet die homöopathische Traumabehandlung eine gute Möglichkeit, die miasmatische Belastung zu reduzieren und den erlösten Zuständen und Potenzialen der Miasmen näherzukommen.

Teil 3 – Erstes Trauma – Verlusttrauma

Einführung

Das Thema des Verlassenwerdens ist eines der häufigsten Traumata, das Kinder, teilweise sehr früh in ihrem Leben, erfahren. Häufig denken wir dabei an die hohe Scheidungsrate, die bei über 50 % liegt, oder den Tod eines Familienmitgliedes, wodurch sich Kinder (und Eltern) verlassen fühlen. Aber nicht nur die scheinbar großen Ereignisse führen zu einem Verlusttrauma, auch die alltäglichen Geschehnisse können traumatisch erlebt werden.

Wenn die **Schwangerschaft** gut lief (was nicht immer der Fall ist), birgt allein die Geburt ein großes Potenzial für das Kind traumatisch zu enden. Es wird von der Mutter getrennt, abgenabelt – aber häufig sind Mutter und Kind noch gar nicht bereit dazu. Das kann daran liegen, dass die Schwangerschaft nicht sehr bewusst erlebt wurde oder nicht viel Zeit für die Veränderungen bei Mutter und Kind war. In der heutigen Gesellschaft geht die Schwangerschaft schnell in dem schnellen Tempo und den Anforderungen unserer Zeit unter.

Auch die Ereignisse, die der Mutter in der Schwangerschaft widerfahren sind, haben große Wirkung auf das Kind. Wird die Mutter in der Schwangerschaft von dem Partner verlassen oder muss sie einen großen familiären Verlust hinnehmen, kann das Ungeborene traumatisiert sein, da es die Emotionen der Mutter eins zu eins übernimmt.

Die **Geburt** an sich kann traumatisch sein. Nach der Geburt können Kinder das Trauma des Verlassenwerdens erfahren, denn einige müssen medizinisch versorgt werden oder sind zu früh geboren und verbringen die erste Zeit ihres neuen Lebens auf der Intensivstation. Jedes Frühchen erfährt die frühe Trennung von der Mutter, obwohl es noch nicht reif ist. Nicht immer muss das traumatische Folgen haben, aber immer wieder erleben wir, dass viele dieser Kinder große Schwierigkeiten mit der Trennung haben.

Das früheste Trennungstrauma, das ein Kind erleben kann, ist der Verlust des eigenen Zwillings in der Schwangerschaft. Jede zehnte Schwangerschaft ist eine Zwillingsschwangerschaft, davon werden aber bei Weitem nicht alle Kinder geboren. Die emotionale Verbindung zwischen Zwillingen ist sehr tief und intensiv, auch wenn sie nur kurze Zeit zusammen im Mutterleib verbracht haben. Verlässt ein Geschwisterkind das andere während der Schwangerschaft, sucht das verbliebene ein Leben lang nach dieser innigen Verbindung.

In der Regel kann man sagen:
- Je kleiner das Kind ist, desto schwerer fällt ihm eine Trennung.
- Kleine Kinder haben keine Zeitvorstellung. Erst größere Kinder lernen die Zeit kennen. Deshalb fallen Kleinen auch kurze Trennungen schwer.
- Ein Verlusttrauma kann nicht nur durch die Trennung von den Eltern, sondern auch von anderen nahestehenden Personen wie Erziehern, Lehrern, Freunden, Geschwistern, Haustieren etc. ausgelöst werden.

Ursachen eines Trennungstraumas

- Geburt, Abnabelung, Abstillen, Auszug aus elterlichem Bett, Schnullerentzug
- Übergang in Kindergarten, Schule oder weiterführende Schule
- Auszug und Umzug der Eltern
- Scheidung oder Trennung der Eltern
- Krankenhausaufenthalt, medizinische Eingriffe
- schwere Krankheit oder Tod eines Elternteils, der Oma, eines Tier u. v. m.
- Tod eines Geschwisterkindes (Abort der Mutter)
- Verlaufen in der Stadt oder am Strand
- lange Arbeitszeiten oder Abwesenheit der Eltern oder alleinerziehenden Eltern
- psychische Krankheit der Eltern u. v. m,

Einige Kinder fühlen sich von Gott verlassen, besonders wenn sie große Probleme in der eigenen Familie haben und nicht verstehen können, dass Gott ihnen nicht hilft.

Das Resultat in der Psyche des Kindes ist die Vorstellung: Ich kann mich nicht auf diese Menschen verlassen, ich habe sie verloren und werde sie wieder verlieren. Ich kann mich nur auf mich selbst verlassen, selbst Gott hat mich verlassen.

Die Folge ist, dass die Kinder sehr früh Verantwortung für sich und andere Menschen übernehmen, versuchen, eigene Regeln aufzubauen, und später als Erwachsene kein Vertrauen haben, dass der Partner bei ihnen bleibt. Durch das Erwarten des Verlassenwerdens ziehen diese traumatisierten Menschen genau diesen Umstand an und werden häufig verlassen oder fühlen sich verlassen.

Peter-Pan-Syndrom

In der Literatur finden wir Helden wie Peter Pan und seine „verlorenen Kinder", die nach ihren eigenen Regeln leben und den Erwachsenen (im Buch von James Matthew Barrie den Piraten) auf der Nase herumtanzen. Diese verlassenen Kinder ziehen sich in ihr eigenes Reich zurück, denn nur dort sind sie sicher. Homöopatisch betrachtet verkörpert Peter Pan Teile des **Argentum-nitricum-Kindes**, das verlassen wurde, das Gefühl hat, den Boden unter den Füßen zu verlieren, jedem Impuls, der ihm in den Sinn kommt, spontan folgt und ständig am Kämpfen ist.

Die Erwachsenen (Eltern oder Lehrer) sind die Gegner. Die Kinder stellen ihre eigenen Regeln auf und können sich nur auf sich selbst verlassen, leben in der eigenen, sicheren Welt, sind ständig überfordert von der frühen Verantwortung und bleiben schulisch weit hinter ihren Möglichkeiten zurück.

Selbst im Erwachsenenalter bleiben diese Kinder Rebellen und weigern sich, Verantwortung zu tragen. (Das Peter-Pan-Syndrom ist die Furcht vor Verpflichtungen.) Sie meiden feste Bindungen, leben lieber allein, neigen zur Verbitterung oder klammern sich kontrollierend und eifersüchtig an einen Partner.

Verlassenheit:

Wichtige Rubriken im Complete Repertory zu dem Thema „Verlassenheit" sind:
- Gemüt, verlassen zu sein, Gefühl, Isolation, Vereinsamung, Gefühl von
- Gemüt, Wahnidee, verlassen, im Stich gelassen
- Gemüt, verlassen zu sein, Gefühl
- Gemüt, Wahnidee, allein zu sein, meint

Verlassen und zornig:	**Verlassen und ängstlich:**
Anac., Phos., Lyc., Carc.	Aur., Puls.

Verlassen und introvertiert:	**Verlassen und ruhelos:**
Puls., Aur., Nat-m.	Arg-n., Aur-m-n., Lac-h., Lach., Mag-c., Carc., Sac-alb.

Anacardium orientale (Elefantenlaus)

MM: Verlust

Traumata:
- Verlassenwerden, Ignoriertwerden, als ob er nicht existieren würde, Demütigung, Mobbing, Folgen von Dominanz und Unterdrückung, unterdrückt durch Vater, Kummer
- Missbrauch, Misshandlung in der Familie
- Folgen von Bestrafung, übertriebene Strenge der Eltern, hohe Erwartungen
- Erwartungsspannung, Prüfungsangst, Überanstrengung beim Lernen
- unerträglicher innerer Konflikt, unterdrückte Wut (Staph.)
- Kummer durch Kränkung

Reaktionsweise/Miasma:
- L – Lähmung, Gedächtnisschwäche (schwerhörig, schwache Verdauung)
- T – Zittern, Nervosität, wechselhaft, Mangel an Achtung
- C – Dissoziation

Klinik:
- Minderwertigkeitsgefühle, Grausamkeit, Hartherzigkeit, Dissoziation, Depression, Legasthenie, Lernstörungen, Alkohol- und Drogenmissbrauch, manisch-depressiv, suizidal, Verhaltensstörungen

Psyche:
- ist den ganzen Tag fleißig, hat jedoch das Gefühl, nichts geleistet zu haben

- muss sich ständig beweisen, dass er ein Recht hat, existieren zu dürfen; will es anderen und sich beweisen, erträgt dafür viel, aber nichts klappt
- glaubt aus zwei Personen zu bestehen, Gespaltenheit (Lach., Lac-h., Lac-c., Phos.)
- glaubt verfolgt zu werden (Chin., Lach., Ign.)
- große Vergesslichkeit (Namen, Lyc.), unentschlossen, da Entscheidungen Leiden bringen
- Lachen bei ernsten Themen (Ign., Nat-m.)
- Hellsichtigkeit, Furcht, es sei jemand hinter ihm (Med., Lach., Thuj.)
- Boshaftigkeit, Furcht vergiftet zu werden, schnell jähzornig, Grausamkeit gegen Tiere (Med.), flucht gern (Nit-ac., Nux-v., Verat.), kämpft mit anderen
- Wechsel zwischen Laune und Ausgeglichenheit, psychische Spaltung, innere Zerrissenheit, fehlende Moral
- Angst vom Teufel geholt zu werden (Manc.) (Engel – Teufel)

Hinweise: vergleichbar mit Nux-v, Med., Staph., Lyc.

Das Anacardium-Kind

Das Trauma des Verlassenseins beim Anacardium-Kind führt zu einer Spaltung. Der eine Teil möchte gerade den Eltern gefallen und wenigstens ab und zu das Gefühl haben, richtig und geliebt zu sein. Das führt nicht zu der starken Unterwürfigkeit, wie wir es bei **Lycopodium** oder **Aurum** kennen. Es ist eher eine Verzweiflung mit Selbstkritik, die es antreibt, noch besser zu werden und Erfolge vorzuweisen.

Der andere Teil ist sich der Erniedrigung, die er sich selbst antut und die er täglich durch andere, besonders den Eltern, erfährt, bewusst und ist wütend auf diese Menschen. Dies kann sich bis in eine Hassliebe hineinsteigern, mit dem Plan, Rache zu nehmen.

Der Wechsel zwischen den beiden Anteilen kann sehr schnell sein und phasenweise an den Jähzorn von **Tuberkulinum**-Kindern erinnern, die durch die negativen Erfahrungen immer härter und gnadenloser werden. Goethes Fausts Verzweiflung: „Zwei Seelen wohnen, ach! in meiner Brust!" charakterisiert gut den Widerstreit mit sich selbst, der das Kind zerreißt. In der Praxis sehe ich immer wieder diese Kinder, die zerrissen sind zwischen dem Aufbegehren gegen die Eltern und dem Gefallenwollen. Oft besteht eine große Angst, schulisch zu versagen, wie wir es von **Argentum nitricum** oft kennen, doch die Fluchttendenzen sind bei Anacardium nicht so stark ausgebildet wie bei Argentum nitricum. Die Kinder versuchen den Druck auszuhalten und sich der Situation zu stellen.

Argentum nitricum (Silbernitrat)

MM: Verlust

Traumata:
- Verlassenwerden, Trennung von Mutter, Alleinsein
- nicht gewollte, unerwünschte Kinder (Mutter oder Familie)
- uneheliche Kinder
- versuchte Abtreibung
- übernommene Ängste der Mutter
- Geburtstrauma, wird gezwungen, früher zu kommen, obwohl noch nicht bereit, eingeleitete Geburt
- Demütigung, Kränkung
- Erwartungsspannung
- sexueller Missbrauch

Reaktionsweise/Miasma:
- L – Kontrolle
- T – Nervosität, Flucht, extrovertiert, impulsiv, kann Spannungen nicht ertragen
- C – pathologisch offen, distanzlos, mitfühlend

Klinik:
- Angstzustände, zwanghaftes Verhalten, Aberglaube, Phobien, chronische Erschöpfung, Klaustrophobie, Höhenangst, Hyperaktivität, Schulängste

Psyche:
- Impulse: springen, werfen, verletzen, zerstören
- Anarchist
- Gefühl, nicht erwünscht zu sein, zu stören
- Mangel an Geborgenheit

- Angst seit der Geburt, Urangst, Angst vor Ablösung von Mutter
- fühlt sich gefangen und versucht zu entkommen, Flucht
- Gedanken drängen sich immer wieder in den Vordergrund
- Angst, die Selbstbeherrschung zu verlieren
- albernes Gerede

Hinweise: vergleichbar mit Phos., Puls., sehr warmblütiges Mittel

Das Argentum-nitricum-Kind

Das Verlassenwerden kompensiert das Argentum-nitricum-Kind mit Aktivität und Impulsivität. Es hat alle Sicherheit verloren, und Ängste beginnen es zu überfluten. Statt sich durch die Ängste lähmen zu lassen, wie wir es von **Calcium carbonicum** kennen, wird Argentum nitricum immer schneller und eiliger.

Immer wieder bricht die große Emotionalität durch, sodass wir auch an **Pulsatilla** denken könnten, aber die Kinder kämpfen sich weiter durch ihr Leben, obwohl sie große Angst vor Verantwortung und immer das Gefühl haben, auf verlorenem Posten zu stehen. Die Fluchttendenzen lassen die Kinder immer wieder in neue problematische Situationen hineinstolpern.

Carcinosinum (Krebsnosode)

MM: Verlust

Traumata:
- Verlassenwerden
- Kummer, akut, besonders chronisch
- Tod geliebter Personen, eines Tieres
- Ausgenutztwerden, unglückliche Beziehung
- Missbrauch, sexueller Missbrauch
- Unterdrückung durch Eltern, Partner, Lehrer
- Bestrafung, Ermahnung, Kritik, Zurechtweisung
- Alleinsein
- Enttäuschung, mag keinen Trost
- unterdrückte Emotionen
- frühe Verantwortung

- enge Bindung an die Familie
- übermäßig beschützte und behütete Kinder
- Rivalität unter Geschwistern

Reaktionsweise/Miasma:
- T – muss alles er„fassen", Wut bei Ungerechtigkeit, zwanghaft, kämpft für andere, revoltiert, beleidigt, innere Gewalttätigkeit
- C – erduldet alles, selbstlos, Harmoniesucht, schüchtern, schamhaft, mitfühlend

Klinik:
- Chronische Erschöpfung, Anorexia nervosa, Bulimie, Depression, Entwicklungsverzögerung, Mangel an Selbstvertrauen, Legasthenie, Hyperaktivität, Konzentrationsstörungen, Schlaflosigkeit, Schuldgefühle, Tics, Zwangsneurosen

Psyche:
- Angst um die Gesundheit, angst um Andere
- Furcht vor dominierenden Eltern
- eigene Gefühle werden nicht gelebt, Gefühle anderer sind wichtig, steckt immer zurück
- Harmoniesucht, kann nicht Nein sagen, verzichtet, erduldet etwas für andere, Abfinden mit Gegebenheiten
- identifiziert sich über andere, keine eigene Identität
- resigniert schnell, zweifelt an sich, kann nicht weinen
- traut sich nicht zu leben, fehlender Mut
- Verschwiegenheit, kein offenes Reden, Familiengeheimnis
- Gefühl, ungeliebt zu sein
- leise, zurückhaltend, leises Sprechen (Lim-b-c.)
- will nicht anecken, mag nicht entscheiden
- muss alle (subtil) kontrollieren
- frühreif, verhält sich wie ein Erwachsener
- Sehnsucht, über die eigenen Grenzen zu gehen
- liest leidenschaftlich gern, liebt Tiere
- Wutanfälle bei Widerspruch, zerstört Gegenstände
- fühlt sich ungerecht behandelt

Hinweise: eines unserer größten Traumamittel

Das Carcinosinum-Kind

Anfänglich reagiert das Carcinosinum-Kind mit stiller Enttäuschung und wenig emotionalen Äußerungen auf das Verlassenwerden. Summieren sich die Traumata – und Carcinosinum-Kinder sind sehr gut darin, gleiche Traumata anzuziehen – beginnt ein Gefühl der Ungerechtigkeit in den Kindern zu brodeln. Diese Wut können sie lange in Schach halten und völlig kaschieren, bis sie plötzlich ausbricht und alle Emotionen zutage fördert.

Hinterher haben die Kinder Schuldgefühle und versuchen wieder zu gefallen, aber das gelingt ihnen immer weniger. Die Zeit des in sich gekehrten, angepassten, widerspruchslosen Carcinosinum-Kindes sind vorbei. Immer stärker drängt sich der tuberkuline Anteil des Mittels, der etwas verändern will, in den Vordergrund.

Lac humanum (Muttermilch)

MM: Verlust

Traumata:
- Verlassenwerden (Eltern oder Mutter)
- plötzliches Abstillen, nicht gestillte Kinder
- Frühchen, Brutkastenkinder
- Kinder, die zur Adoption freigegeben werden
- Verlust (Tod) der Mutter (Eltern), eines Tieres
- Überforderung der Mutter, Vernachlässigung
- Unterdrückung durch Autoritätspersonen
- Mangel an Fürsorge
- sexueller Missbrauch
- Bedrohung, Gemütserregung
- Beschwerden durch Entwöhnung, Abgewöhnung (Windel, Daumenlutschen)
- Familienkonflikte
- frühe Verantwortung

Reaktionsweise/Miasma:
- L – Apathie, Desorientiertheit
- T – aggressiv (legt Feuer), reißt an den eigenen Haaren
- C – empathisch, ich bin schuld, Ehrfurcht vor Obrigkeit, Zerrissenheit, Unsicherheit

Klinik:
- Alkoholismus, Bindungsstörung, postnatale Depression, Entwicklungsstörungen, Essstörungen, frühkindliche Traumatisierung, hormonelle Störungen, Konzentrationsstörungen, Manie, Mangel an Selbstvertrauen

Psyche:
- Gefühl, wertlos, isoliert, unerwünscht zu sein
- Gefühl der Hilflosigkeit, Tagträume, Abneigung gegen geistige Arbeit
- schlechte Beziehung zur Mutter, gibt ihr die Schuld
- Finger im Mund, baut sich Höhlen, nuckelt, braucht extreme Nähe, drückt Eltern fest an sich
- will an die Brust, stillt Puppen
- Angst, verlassen oder allein gelassen zu werden
- distanziert, überkritisch, kann keine Liebe empfinden
- Selbstaufgabe für die Mutter, Verlust des Egos
- zornig, will nicht angesprochen werden
- entfremdet sich von Freunden, liebt Kinder
- Träume von Kampf, Gewalt
- Wahnidee, hässlich zu sein, Abscheu gegen sich selbst
- Kinderwunsch bei jungen Mädchen
- reißt sich selbst am Haar

Hinweise: vergleichbar mit Carc., Lac-c., Staph., Calc., Nat-m.

Das Lac-humanum-Kind

Verlassen zu werden lässt das Lac-humanum-Kind in frühere Entwicklungsstufen zurückfallen. Daumen, Schnuller oder Schuffeltuch sollen die Sicherheit bieten, mit dem Trauma zurechtzukommen. Dabei sind die Ruhelosigkeit und der Bewegungsdrang, die auch mal in aggressive Impulse ausarten können, große Bestandteile des Mittels.

Die Zerrissenheit des Kindes lässt uns an Anacardium denken, jedoch zieht sich Lac humanum stärker zurück, wie ein verletztes Tier, das sich eine Höhle zum Sterben sucht. Ähnlich wie Carcinosinum gibt es die eigene Identität auf und lebt als hochempathisches Kind im Kummer, der oft den Eltern gehört. Sie sind sich nicht sicher, ob sie ein Recht zu leben haben.

Magnesium muriaticum (Magnesiumchlorid)

MM: Verlust

Traumata:
- Verlassenwerden, Enttäuschung, Heimweh
- Schock
- geschäftliche Misserfolge
- Unterdrückung der eigenen Gefühle
- Überforderung mit der Rolle (Mütter, Kinder)
- geistige Überarbeitung
- Verantwortung zu groß
- Miterleben von Streit der Eltern
- Reaktionen nach Ungerechtigkeit
- sexueller Missbrauch als Kind
- tiefes Trauma in der Schwangerschaft
- miterlebte Todesnähe in Schwangerschaft (unbewusste Traumatisierung)
- kein Zuhause mehr
- langes Leiden (Traumatisierung)

Reaktionsweise/Miasma:
- L – Verbitterung, Verschlossenheit, Rückzug, Passivität, Trägheit, Abneigung zu antworten
- T – Angst, überspielt alles, kann niemandem vertrauen
- C – übersteigertes Pflichtbewusstsein, leise aufopfernd, Gefühl, dankbar sein zu müssen, will nicht zur Last fallen, Reizbarkeit wird nicht gezeigt, Hass unterdrückt

Klinik:
- Depression, Lethargie, Konzentrationsstörungen, geistige Trägheit, Angst, Erschöpfungssyndrom, Gedankenkreisen, Ruhelosigkeit, Schlafstörungen, Hysterie, Klaustrophobie

Psyche:
- will Frieden stiften, schlichten, Harmonie herstellen
- möchte, dass andere glücklich sind
- nimmt sich selbst zurück dafür
- sehr gewissenhaft, gibt sich sehr Mühe
- Wahnidee, hat keine Freunde, Liebe zu Tieren und Kindern (wo es nicht verletzt werden kann)
- emotional aufgewühlt, hysterisch nach Erleben von Streit
- hypersensitiv
- Angst und Unruhe abends im Bett, im Zimmer
- Gefühl, nicht existieren zu dürfen, hilflos zu sein, ein Versager zu sein

Hinweise: vergleichbar mit Nat-m., Mag-c., Lyc.

Das Magnesium-muriaticum-Kind

Das Trauma, verlassen zu werden, ist für das Magnesium-muriaticum-Kind scheinbar kein Problem, da es sehr gut die eigenen Gefühle zu unterdrücken weiß. Ähnlich wie Carcinosinum will es sehr gefallen und strengt sich dafür extrem an. Aufgrund dessen kommt es in eine Überforderungssituation, die Spannung in dem Kind nimmt immer mehr zu, es zieht sich aus Angst vor weiteren Verletzungen immer mehr zurück, Richtung Verbitterung. Das sonst sehr leise Kind kann durch kleine Ungerechtigkeiten aus diesem Rückzug herauskommen. Schließlich schwankt das Kind zwischen Misstrauen und dem Drang zu gefallen.

Aurum muriaticum natronatum (Natriumchloraurat)

MM: Verlust

Traumata:
- Verlassenwerden, Verratenwerden
- große Verantwortung
- Auseinandersetzung innerhalb der Familie
- Bevormundung
- Beleidigungen, Demütigung, Spott, Kränkung
- Enttäuschung, stiller Kummer
- verletztes Ehrgefühl, Ärger
- Todesfall in der Familie (Mutter), Schreck
- unglückliche Liebe
- unterdrückter Zorn

Reaktionsweise/Miasma:
- L – Rückzug, Versteinerung, verharrt im Leid
- T – Reizbarkeit, keiner kann es recht machen, ruhelos
- C – Selbstaufgabe, Unterdrückung

Klinik:
- Ängste, Depressionen, Melancholie, Mangel an Selbstvertrauen, Konzentrationsstörungen, Kummer, Suizidalität

Psyche:
- vernachlässigt sich selbst, gleichgültig, reserviert
- wirkt hilflos und schutzbedürftig, verzweifelt, zaghaft
- sehr reizbar, mag nicht angesehen werden, launisch
- leicht beleidigt, Rückzug, Alleinsein schl.
- Rache und Hass, der nicht gelebt wird
- Erwartungsangst, Angst um die Zukunft, um die Familie
- hält hartnäckig an unerfreulichen Gedanken fest
- Mitleid mit sich selbst, kritisiert sich selbst
- meint alles falsch zu machen
- Trost oder Rat wird abgelehnt

Hinweise: vergleichbar mit Aurum, mehr im Rückzug, verschlossener, sensitiver, viel Ähnlichkeit mit Nat-m.

Das Aurum-muriaticum-natronatum-Kind

Das Aur-m-n-Kind ist nicht so hart mit sich selbst wie Aurum; erlaubt sich auch mal Selbstmitleid und leidet still vor sich hin. Es hat noch mehr Lebensfreude und ist innerlich stark, vernachlässigt sich aber zunehmend und wird gleichgültig, reserviert, versteinert.

In der tiefen Depression hat es einerseits Angst, dass etwas Schlimmes passieren könnte, andererseits den Wunsch nach dem Tod.

Aurum metallicum (Gold)

MM: Verlust

Traumata:
- Verlassenwerden, unglückliche Liebe, Verlust
- Kummer, stiller Kummer (Rache), unterdrückter Zorn
- Kränkung, Widerspruch, Demütigung (durch Eltern)
- Kritik, Spott
- Enttäuschung
- Schock
- Missbrauch
- nicht erreichbare Erwartungen, zu hohe Ziele
- berufliches Versagen, gebrochener Idealismus
- Zwänge
- Quecksilbermissbrauch, Goldinlays

Reaktionsweise/Miasma:
- S – Eiligkeit
- L – hoffnungslos, schwarzsehen, Starre, Rückzug, nachtragend, lustlos
- T – gefühllos, Verbitterung
- C – Selbstkritik, großes Verantwortungsgefühl, nimmt nicht gern Hilfe an, drückt Emotionen weg

Klinik:
- Abmagerung, Angst, Anorexia nervosa, Alkoholismus, chronisches Erschöpfungssyndrom, Depression, Drogenmissbrauch, Entwicklungsstörungen, Geistesschwäche, Halluzinationen, Hass, manisch-depressiv, Minderwertigkeitsgefühle, Schlaflosigkeit, Suizidalität

Psyche:
- denkt: alles, was er tut, ist falsch, er hat seine Pflicht vernachlässigt
- „Das hat alles keinen Sinn mehr." Isolation, Leere
- „Ich bin nichts wert", glücklich beim Denken an den Tod
- wird grausam und kalt und leidet selbst darunter
- empfindet nichts mehr, emotional zerstört, zeigt es aber nicht
- Kummer, für blöd gehalten zu werden
- sucht Gesellschaft älterer Kinder
- tiefe spirituelle Sehnsüchte
- diszipliniert, ehrgeizig, hart gegen sich selbst
- wird hart gegen andere, auch wenn es ihm selbst wehtut

Hinweise: vergleichbar mit Nat-m., Aur-m-n.

Das Aurum-Kind

Das Aurum-Kind versucht immer das strebsame, erfolgreiche Kind zu sein. Wenn der Erfolg in der Schule ausbleibt, arbeitet es noch härter und quält sich und verurteilt sich dafür, es nicht zu schaffen. Zieht der einzige Freund weg, so möchte er ihn noch nicht einmal in den Ferien besuchen, da er sich persönlich angegriffen und verlassen fühlt.

Häufig sind das die erstgeborenen Kinder, die die Konkurrenz der nachfolgenden spüren und irgendwann keinen Ausweg mehr sehen, als aus dem Fenster zu springen.

Saccharum album (Zuckerrohr)

MM: Verlust

Traumata:
- Verlassenwerden
- unglückliche Liebe
- Vorhaltungen
- Enttäuschung
- Mangel körperlichen Kontaktes
- unterdrückte Emotionen

Reaktionsweise/Miasma:
- L – Faulheit
- T – boshaft, heimtückisch, herausfordernd, reizbar, high
- S – schnell, hektisch, oberflächlich

Klinik:
- Anorexia nervosa, Ängste, Gedächtnisschwäche, Konzentrationsstörungen, Ruhelosigkeit, Hyperaktivität, Depression, Mangel an Selbstvertrauen, Essstörungen, Sucht, manisch-depressiv

Psyche:
- überempfindlich auf Tadel
- euphorisch, wechselhaft, reizbar
- Furcht vor Misserfolg, unzufrieden mit sich selbst
- will bei den Eltern schlafen
- Verlangen nach Liebkosungen
- gut konzentriert, schnell überfordert
- bekommt nichts geregelt, bringt nichts zu Ende
- fühlt sich übergangen und ausgeschlossen, ungeliebt
- verwöhnt, frech, provozierend, coole Sprüche
- Zornesausbrüche, Fluchen, Schlagen, Treten
- überdreht, hypermotorisch, übersättigt
- wechselnde Bedürfnisse, die schnell befriedigt werden sollen

Hinweise: vergleichbar mit Phos., Sulph., Tub., Med., Lac-h., Lyc.

Das Saccharum-album-Kind

Um den Schmerz der Trennung nicht spüren zu müssen, beschäftigt sich das **Sac-alb**-Kind mit allem Kurzweiligen, was schnell und intensiv ablenkt. Als Erstes mit Süßem und fetten Nahrungsmitteln, die ihm helfen, die Emotionen wegzudrücken. Es hastet von Reiz zu Reiz auf der Suche nach Erleichterung, findet sie aber nicht.

Der Jugendliche verstrickt sich immer mehr in Süchte und Aktivitäten und versucht mit aller Kraft ausschließlich seine Interessen voranzutreiben.

Falco peregrinus (Wanderfalke)

MM: Verlust

Traumata:
- Verlassenwerden, Verlust der Eltern (des Kindes)
- Vernachlässigung, Eltern haben nie Zeit
- Demütigung
- verwahrloste Kinder, verlorene Kinder in der Familie (hellsichtig)
- Überforderung, frühe Verantwortung, frühe Pflicht
- sexueller Missbrauch, Misshandlung
- Liebesentzug
- Einschränkung der Freiheit

Reaktionsweise/Miasma:
- L – Resignation, Perfektionismus
- T – Wut, nimmt keine Gefühle wahr, Gedanken an Umzug, Unzufriedenheit, Rastlosigkeit, Reizbarkeit
- C – Scham für die eigene Bedürftigkeit, bedingungslose Liebe, Wunsch nach Anerkennung, Empathie, Schuldgefühle

Klinik:
- Essstörungen, Desorientiertheit, Legasthenie, Dyslexie

Psyche:
- ausgenutzt (von Expartner) und (wieder) fallen gelassen
- Liebesentzug, fühlt sich falsch in der eigenen Familie
- Suche nach Anerkennung, macht sich selbst schlecht, verkauft sich
- möchte besser sein, arbeitet an sich, um besser zu werden
- Sucht nach oraler Befriedigung (Sucht nach Essen, Alkohol, Drogen, Sex)
- Sehnsucht nach tieferem Verstehen, nach tiefen Gefühlen, fühlt sich nicht, Sehnsucht nach Liebe
- fühlt sich unfrei in der Gesellschaft
- Angst um seine Kinder

Hinweise: vergleichbar mit Carc.

Limenitis bredowii (Kalifornischer Eisvogel, Schmetterling)

MM: Verlust

Traumata:
- Verlassenwerden, vernachlässigt von Eltern, schutzlos, ohne Begleitung, Kinder ohne Grenzen
- Überarbeitung, Überforderung
- Enttäuschung, betrogen von Erwachsenen
- Aufregung, geschäftlicher Stress

Reaktionsweise/Miasma:
- L – Lähmung der Gedanken, Verdrängung durch Schlaf
- T – redselig, mitteilsam, extrovertiert, Verlangen nach Freiheit
- C – große Liebe für Kinder, Tiere, Natur, Bindung an Zuhause, Güte, Mitgefühl

Klinik:
- Ängste, Burn-out-Syndrom, Depression, Entwicklungsverzögerung, Konzentrationsstörungen, Magersucht

Psyche:
- Abneigung gegen Verantwortung, will Verantwortung abgeben
- starke Bindung an Zuhause und Familie, Probleme mit der Abnabelung, vermisst die Mutter
- hartnäckige Gedanken um die Zukunft
- Abneigung gegen geistige Anstrengung, Denken fällt schwer
- Erschöpfung durch geistige Arbeit
- sehr emotional, übernimmt Emotionen der Eltern
- fehlender Respekt
- Furcht vor Krankheit und Ansteckung
- Gefühl, schutzlos zu sein, sucht Sicherheit und Schutz
- Träume von toten Personen
- früher Kinderwunsch
- kann Dinge nicht mehr bewältigen, fühlt sich wie ein Baby
- kann nicht Nein sagen

Hinweise: Alle Schmetterlinge haben das Thema „Verlassenheit" und sollten näher betrachtet werden, linksseitiges Mittel.

Agathis australis (Kaurifichte)

MM: Verlust

Traumata:
- Verlassenwerden, Gefühl, keine Freunde mehr zu haben (Lac-h., Lach.)
- im Stich gelassen (Arg-n., Mag-c.), Leere (Hydrog., Puls., Sep.)
- Demütigung, Beleidigung (verletzt und beschimpft andere)
- verletztes Ehrgefühl (Aur-s., Nat-m., Staph.)
- Zorn, Enttäuschung
- geistige Anstrengung
- negative Erfahrung mit Drogen

Reaktionsweise/Miasma:
- L – Depression, Resignation
- T – Spannung, Gedächtnisschwäche
- C – zwiespältig (Anac., Phos., Calc-p.), Wechsel zwischen Euphorie und Schuldgefühlen, Leere und innerlicher Verstopfung

Klinik:
- Legasthenie, Gedächtnisschwäche, Depressionen, Drogenmissbrauch, mangelndes Selbstvertrauen, Schuldgefühle, Bulimie, Panikanfälle, Essstörungen

Psyche:
- Gefühl, sich selbst zu verlieren oder verloren zu haben
- Träume: Tiere, Spinnen, Pferde, Wasser, ertrinken, fallen spielende Kinder, verfolgt werden, Teufel, tanzen
- Gedankenandrang, hartnäckige Gedanken an die Vergangenheit
- Schuldgefühle, Wahnidee, hat etwas falsch gemacht, verachtet sich selbst, Abneigung gegen sich selbst, tadelt sich, Selbstbestrafung
- Wahnidee zu schweben, wird geschubst
- Sehnsucht nach Dingen, die er verloren hat
- Panikanfälle, Angst vor Armut, um Geld, um die Welt, vor Alleinsein, zu versagen
- Resignation, Hilflosigkeit, Todesgedanken
- Gefühle der Gespaltenheit, Dualität, Verwirrung, wie berauscht, wie losgelöst, wie hohl
- lachen, hysterisch, übermäßig, Euphorie, kindisches Benehmen,

- Heiterkeit, wie betrunken
- Grimassen schneiden

Hinweise: vergleichbar mit Anac., Nat-m., Aurumsalze

Umbilicus humanus (Menschliche Nabelschnur)

MM: Verlust

Traumata:
- Verlassenwerden, Trennung von Mutter, Alleinsein
- nicht gewollte, unerwünschte Kinder
- tiefer, lang anhaltender Kummer, zerbrochene Herzen
- Verlust durch Tod
- sexueller Missbrauch
- Nabelschnurstrangulation
- unbeabsichtigte Verletzungen, Missverständnisse

Reaktionsweise/Miasma:
- T – zwiespältig, getrieben
- C – hellsichtig, loslassen

Klinik:
- Ängste, Konzentrationsstörungen, Abgrenzung Identitätsprobleme, Bindungsprobleme, Selbstaufgabe

Psyche:
- will andere retten und trösten, fühlt sich machtlos
- ist selbst nie getröstet worden, möchte Liebe spüren
- fühlt sich einsam, hat Angst allein, verwirrt
- fühlt sich nicht ganz auf der Erde angekommen
- Rückzug aus der Gemeinschaft
- fühlt sich ausgeschlossen
- Angst vor Veränderung, bringt Veränderung
- Zerrissenheit
- will die Verantwortung nicht mehr für andere tragen, kein Mut, die nächsten Schritte zu tun

- sucht sich stressige Situationen, Eiligkeit in Handlungen
- Festhalten an alten Erinnerungen und Traumata

Hinweise: vergleichbar mit Humanum-Mittel, Carc.

Hydrogenium (Wasserstoff)

MM: Verlust

Traumata:
- Verlassenwerden,
- Alleingelassenwerden, Gefühl der Isolation, Trennung (von Gott)
- Nicht-beachtet-Werden, Vernachlässigung
- noch nicht auf der Erde angekommen
- Schock (Geburtstrauma), Zorn
- Erwartungsspannung

Reaktionsweise/Miasma:
- L – Depression
- P – Angst vor Emotionen
- C – Flucht in eigene Welt

Klinik:
- Ängste, Psychose, Manie, Durchfall, Depressionen, Konzentrationsstörungen, Legasthenie

Psyche:
- Liebe für alles und alle, erlebt sich mit der Welt als Einheit, hohe Moral
- Suche nach Gott, nach der Wahrheit, außerkörperliche Erfahrungen
- will alles mitmachen, sehr neugierig
- idealistisch, naiv, abgehoben, benebelt wie nach Drogen, geistesabwesend
- Alleingelassenwerden – baut Verbindungen auf, um die eigene Existenz zu fühlen, ohne die Verbindung fühlt es sich sinnlos, sucht verzweifelt Halt
- fühlt sich vernachlässigt und nicht beachtet

- Ängste vor dem Alleinsein – Psychose, hartnäckige Gedanken an Leichen
- Furcht, dass sich etwas ereignen wird, hellsichtig
- Wahnidee: ist bei Gott, ist im Himmel, getrennt von der Welt, Freund verloren
- Entfremdung von Freunden, Familie
- Träume von Mutter, vom Fliegen, Reisen, Kindern
- Gefühl, abwärtsgezogen zu werden – Geburtsvorgang
- schätzt Zeit und Entfernungen falsch ein, vergesslich, geistig abwesend, geistige Leere, verwirrt
- Wahnidee, alles ist seltsam, unwirklich
- alles ist aus der Balance geraten
- Konzentration ist schlecht, verwechselt rechts und links, macht Fehler beim Buchstabieren
- kritisiert sich selbst

Hinweise: vergleichbar mit Lyc., Phos.

Fall: Verlassenheit

Ein sechsjähriges Mädchen hat seit drei Monaten Schlafstörungen, mit Angst vor dem Bett und vor dem Einschlafen. Abends liegt sie jammernd wach und klammert sich an die Mutter, muss Händchen halten, wieder ein Baby sein und auf Mamas Bauch liegen. Sie hat Angst, als Letzte wach zu sein, und nimmt ihren Eltern fast jeden Tag das Versprechen ab, dass sie schon schlafe, bevor die Eltern selbst ins Bett gehen.

Dieser Zustand besteht in dieser Heftigkeit, seitdem sie ihren Abschied aus dem Kindergarten gefeiert hat. Sie selbst schildert ihre Probleme beim Einschlafen als schlimme Bilder, die kommen, wenn sie die Augen zumacht, und als eine Traurigkeit, die sie ergreift, wenn sie allein ist.

Das Grundtrauma des Verlassenseins findet sich immer wieder in ihrem kurzen Leben, als Säugling, um nach Anleitung schlafen zu lernen, als Kleinkind, als sie woanders übernachten sollte, und bei der Geburt des kleinen Bruders, beim Tod des Opas und dessen Hund und schließlich beim Abschied vom Kindergarten. Erst ganz zum Schluss (bei dem oft die wichtigsten Informationen kommen) erklärt die Mutter, dass bei der ersten Untersuchung der Verdacht auf eine Zwillingsschwangerschaft gestellt wurde, später aber nur ein Kind ausgetragen wurde. (Verlust des Zwillings!) Das abendliche Vermissen eines Menschen zum Kuscheln und Nahesein in Kombination mit Kummer und dem Gefühl, verlassen zu sein, ist ein wichtiger Hinweis auf eine mögliche Zwillingsschwangerschaft. Diese Kinder entwickeln das tiefste Gefühl, alleingelassen zu sein, da die Beziehung zwischen Zwillingen die engste ist, die es gibt.

Repertorisation:
Neben der vorgenommenen Verschreibung von Lycopodium wird dem Kind über das Aufhängen eines Traumfängers und eines großen Kuscheltiers, das ein Tuch von der Mama trägt und das nach Mama riecht, geholfen.

	Calc.	Lyc.	Ars.	Nat-m.	Aur-m-n.	Carc.	Phos.	Sil.	Aur.	Arg-n.	Stram.	Kali-c.	Gels.	Calc-p.	Merc.	Anac.	Bar-c.	Cann-i.	Dros.	Germ.	Hell.	Lac-c.
Total	10	9	8	7	7	6	6	6	6	6	5	5	5	5	4	4	4	4	4	4	4	4
Rubriken	4	5	3	3	2	4	4	4	3	2	2	5	3	2	2	2	2	2	2	2	2	2
Gemüt; VERLASSEN zu sein, Gefühl (175)	1	1	3	4		1	1		1	4	3	3	1	1		3	2	1	1	1	3	3
Allgemeines; ENTWICKLUNGSSTÖRUNG, Verzögerung (50)	3	1		1		1	3	1				1	1	4			3					
Gemüt; FURCHT; Kontrollverlust, vor (48)	3	3	1				3				3		1		3	1	2	2		3		1	3
Gemüt; SCHWERMUT, Traurigkeit, Depression; Alleinsein; schl. (37)	3	3	4	3	3	1	1	1	1		3	1								3	1		1	1
Gemüt; ANKLAMMERN; Kinder; Hand der Mutter halten, möchte stets die (7)		1						1	1						1	1						

MacRepertory Pro 7.6.4.7

Teil 4 – Therapeutische Hinweise

Traumasymptome im Complete Repertory

Kapitel Gemüt:
Auseinandersetzung, Widerstreit, schl., Verwandten, Freunden, zw.
Auseinandersetzung, Widerstreit, schl., Vorgesetztem und Untergebenem, zw.
Ausgrenzen von Personen gegen ihren Willen
Ausgenutzt zu werden, Gefühl
Beleidigung, Beschimpfung, schl.
Bestrafung, geistige oder emotionale, Beschwerden durch
Bevormundung, durch andere schl., verursacht geistige oder emotionale Beschwerden
Dominanz anderer, Beschwerden durch
Ehrgefühl, verletztes, schl.
Ehrverlust, Rufschädigung, schl.
Enttäuschung, Täuschung, schl.
Freundschaft, enttäuschte, schl.
Position, Arbeitsstelle, Verlust, schl.
Gewalttätigkeit, Heftigkeit, Beschwerden durch
Grobheiten, schlechtes Benehmen anderer schl.
Kinder, keine zu haben, Beschwerden dadurch
Kummer, Kränkung, wegen lang zurückliegender
Missbrauch, nach (auch sexueller)
Missverstanden, fühlt sich
Nachrichten, Neuigkeiten, schl., schlechte, machen Beschwerden
Schreck, Schock, Zustand von, Beschwerden durch
Streit, Auseinandersetzung, schl.
Tod, Todesfall macht Beschwerden
Ungerechtigkeit, kann keine Ungerechtigkeit ertragen
Verantwortung, Verpflichtungen, Beschwerden durch
Verantwortung, zu stark
Vergewaltigung, durch
Verlassen zu sein, Gefühl

Verlassen zu sein, Gefühl, Isolation, Vereinsamung, Gefühl
Verlassen zu sein, Gefühl, ungeliebt von Eltern, Ehefrau, Freunden, fühlt sich
Verlust, finanzieller, schl., macht Beschwerden
Vorwürfe, Tadel, schl.
Wahnidee, verlassen, im Stich gelassen

Kapitel Gemüt, Beschwerden durch, schl. durch:
Abstillen, Beschwerden durch
Alleinsein schl., Beschwerden durch
Bestrafung, Beschwerden durch
Demütigung, Beleidigung, Kränkung, Beschwerden durch
Entwöhnen, Abgewöhnen
Ermahnung schl., Beschwerden durch
Erwartungen, emotionale Beschwerden durch
Geringschätzung, Spott, Verachtung schl.
Geschäftliche Ereignisse, Umstände, Beschwerden durch, Misserfolge, Fehlschläge
Heimweh schl.
Kränkung, Demütigung
Kummer, Sorgen, Beschwerden durch
Kummer, Sorgen, Beschwerden durch, kürzlich ereignet, hat sich
Kummer, Sorgen, Beschwerden durch, lang anhaltend und unlösbar
Liebe, unglückliche, Beschwerden durch
Schock, Schreck, Furcht, Beschwerden durch
Schreckliche Dinge, traurige Ereignisse oder Geschichten, schl. durch
Sexuelle Enthaltsamkeit, Zölibat
Sorgen, schl., Beschwerden durch
Überraschung, überraschende Ereignisse, schl. durch
Vorwürfe, Vorhaltungen, Tadel schl.
Zorn, Ärger, schl., unterdrückter Zorn
Zorn, Ärger, schl., Kummer, mit stillem

Trauma und Giftbelastung

In den letzten 15 Jahren habe ich mich intensiv mit dem Thema „Intoxikation" beschäftigt. Immer wieder kamen Menschen in meine Praxis, die von Kollegen entgiftend vortherapiert waren und keine Gifte mehr im Körper haben sollten. In der Repertorisation der Symptome waren aber immer wieder toxische Mittel wie Mercurius, Arsen, Plumbum oder ähnliche führend. Bei giftbelasteten Menschen ist dies ein guter Hinweis auf noch vorhandene toxische Belastungen.

Auf der Suche nach den Hintergründen der Giftbelastung, die trotz verschiedenster Entgiftungsverfahren persistierten, stieß ich auf die Traumata und beobachtete in all den Jahren, dass Gifte im Moment eines Traumas zusammen mit der Traumaenergie erstarren und im Körper, an das Trauma gebunden, gespeichert bleiben. Das erklärt, dass trotz massiver Entgiftungsanstrengungen der Körper eines Patienten nicht ganz entgiftet werden kann.

Bei einer Retraumatisierung oder Aktivierung eines Traumas werden wir in den Zustand und in die Zeit des Traumas zurückversetzt und somit auch in die toxische Belastung dieser Zeit. Deshalb können in Zeiten eines wieder aktivierten Traumas auch toxische Symptome auftauchen, die aus einem bis dahin abgeschlossenen Depot stammen und nur in der Kombination mit der Lösung des Traumas kann der Patient entgiftet werden können.

Therapeutisch bedeutet dies, dass jedes größere Trauma ein Teil unserer derzeitigen toxischen Belastung bindet und eine Entgiftung, die nicht gleichzeitig das Trauma angeht, nur den nicht gebundenen momentanen Anteil der Giftbelastung ausleiten kann.

Für den Homöopathen ist dies wichtig, da bei gezielter Behandlung eines Traumas Symptome auftauchen können, die toxischen Ursprungs sind und die über eine homöopathische Drainage mit behandelt werden sollten.

Gemeinsamkeiten von Traumata und Giften

Die große Gemeinsamkeit von Traumata und Giftbelastungen ist, dass wir eigentlich nichts Genaues darüber wissen wollen. Seit ca. 15 Jahren unterrichte ich die Hintergründe von toxischen Belastungen in homöopathischen Ausbildungen und bin immer wieder erstaunt, wie wenig die Schüler wirklich über Gifte wissen wollen. Gern möchten sie die Toxine loswerden, aber Details sind unerwünscht. Zu viele Ängste und Schuldgefühle werden dadurch aktiviert. „Was habe ich mir selbst oder meinen Kindern angetan?", ist einer der häufigsten Gedanken, die uns durch den Kopf gehen.

Das gleiche Phänomen habe ich bei der Auseinandersetzung mit Traumata entdeckt. Diesmal bei mir selbst. Vor fünf Jahren habe ich das erste Seminar über homöopathische Traumabehandlung gehalten, und erst jetzt habe ich mich dazu durchgerungen, darüber ein Buch zu schreiben. Zu viele Traumata habe ich selbst erlebt, sodass es mir anfangs schwerfiel, mich so intensiv damit zu beschäftigen.

Jetzt, da ich einige „abgearbeitet" habe und das dringende Bedürfnis spüre, mehr in Sachen Trauma und Homöopathie zu forschen, fällt es mir leichter, mich diesem Thema zu widmen, obwohl ich immer noch regelmäßig an schmerzliche eigene Traumata stoße und wie gelähmt vor dem PC sitze und merke, wie ich im Trauma erstarre.

> Traumata binden Gifte im Augenblick des Erlebnisses als ein Teil der traumatischen Energie.

In den letzten Jahren ist mir immer wieder aufgefallen, dass in Zeiten, wo ich aktiv mit meinen Patienten Traumata bearbeitet habe, diese häufig mit Hautausschlägen reagiert haben. Es zeigten sich verstärkt Ausscheidungen über Haut und Schleimhäute.

Dies hängt direkt mit der Auflösung des traumatischen Geschehens und den Toxinen zusammen, die in den Körper gespült werden. Der im Moment des Traumas eingefrorene Giftspeicher wird aktiviert, und die Lebenskraft versucht möglichst viele der Toxine über Haut und Schleimhäute auszuscheiden.

Deshalb sollte bei cancerinen Menschen und besonders bei der Behandlung von Traumata an eine homöopathische Drainage gedacht werden, da sonst der Körper von Giften überschwemmt werden kann.

Drainage in der Therapie von Traumata

Das Thema der homöopathischen Drainage taucht von Zeit zu Zeit immer mal wieder auf. Der Begriff wurde 1911 von Antoine Nebel (de Montreux) und Leon Vannier geprägt und neu definiert. Ihr Anliegen war es, tuberkuline Menschen, die Schwierigkeiten haben, anfallende Gifte auszuscheiden, über homöopathische Drainagemittel zu entlasten und zu entgiften. Diese Drainage bezog sich meistens auf die Entgiftung von Schleimhäuten und wurde zusätzlich zu dem chronischen Mittel gegeben.

Auch oder gerade cancerine Kinder können schwer Gifte ausscheiden. Noch stärker als die tuberkulinen Kinder fällt es ihnen schwer, auf körperlicher und psychischer Ebene Belastendes loszulassen. Deshalb brauchen gerade sie eine Hilfe über homöopathische Drainagemittel, da ihre Lebenskraft stark belastet ist. Das zentrale Nervensystem wird gern als Speicherort für die Gifte gewählt wird, vorzugsweise die Hypophyse. Dies kann zu Wachstumsstörungen, Schilddrüsenproblemen, psychischen Störungen und vielem mehr führen.

Durch das Freiwerden von Giften bei der Behandlung von Traumata wird der ohnehin schon hoch belastete Organismus mit Giften überschwemmt, die sich in den geschwächten Organen anreichern. Neben den typischen Ausscheidungsorganen wie Niere, Leber und Darm sind vor allem die Drüsen bevorzugte Speicher für Gifte. Außer den schon erwähnten Schwierigkeiten in der Hypophyse, finden wir immer mehr Kinder mit Problemen z. B. in der Schilddrüse und Bauchspeicheldrüse.

Deshalb ist es sehr hilfreich, neben der traumatischen Behandlung organotrope Mittel für die Drainage einzusetzen.

Organotrope Mittel

Es ist Dr. Burnett zu verdanken, dass die schon von Paracelsus und Rademacher eingeführten organwirksamen Arzneien in die Homöopathie aufgenommen und in der chronischen homöopathischen Behandlung ein wichtiger Bestandteil der Therapie wurden. In unserer Praxis nutzen wir die organotropen Mittel, um darüber einen Drainageeffekt für toxisch belastete Gewebe zu erzielen. Diese geben wir, wenn nötig, neben dem chronischen Mittel in tiefen Potenzen (D 12) oder tiefen LM-Potenzen (LM 6) mehrmals am Tag.

Eine Liste organotroper Mittel finden Sie in dem Buch „Prinzipien der homöopathischen Verschreibung" von Kailash N. Mathur oder in den Büchern von Dr. Burnett.

Dosierung in der Therapie von Traumata

Die Dosierung der homöopathischen Mittel ist für viele ein Buch mit sieben Siegeln. Wir finden von jedem Therapeuten andere Hinweise, die teilweise sehr konträr zueinander stehen, und ich empfehle jedem die eigenen Erfahrungen zu machen und zu erforschen, was Ihre Patienten an Dosierung brauchen.

In der Behandlung traumatisierter Kinder sind meiner Frau und mir folgende Gesetzmäßigkeiten aufgefallen:

- Traumatisierte cancerine Kinder brauchen meist eine schnellere, tägliche Wiederholung von Hochpotenzen, entweder LM- oder C-Potenten als Dilution.

- Durch die starke miasmatische Belastung springt das Miasma schnell und fordert uns als Therapeuten auf, rasch die neue Totalität der Symptome zu bewerten und ein Folgemittel zu geben, wenn nötig.

- Dieser Mittelwechsel kann gerade bei bis zu einjährigen Kindern sehr zeitnah auf die letzte Verschreibung angezeigt sein, und trotzdem ist es anzuraten, im Mittel zu springen.

- Je weniger wir den angezeigten Mittelwechseln folgen, desto mehr erstarkt die Cancerinie beim Kind und manifestiert sich in tieferen Schichten der Lebenskraft.

- Einmal angefangen, versuchen Kinder so viel wie möglich an hereditären oder erworbenen Krankheiten abzubauen, um mit mehr Freiheit zu leben. Deshalb ist es nicht ungewöhnlich und liegt in der Natur der Cancerinie, dass bei Erfolgen in der homöopathischen Behandlung sich immer neue Aspekte (besonders die Traumata, die erlöst werden sollen) zeigen. Das Kind erscheint teilweise kranker als am Beginn der Behandlung, ist aber im cancerinen Sinn viel gesünder.

Dies sollte den Eltern nähergebracht werden, damit sie verstehen, was mit ihren Kindern geschieht.

- Hochpotenzen wie die C 10.000 oder 50.000 werden von den Kindern gut vertragen und schnell verstoffwechselt, sodass sogar eine tägliche Wiederholung angebracht ist.

- Da es in der Natur der Cancerinie liegt, dass auch zwei Miasmen nebeneinander aktiv sein können, ist es sinnvoll zu reflektieren, wann man zwei chronische Mittel geben muss. Bei stark belasteten Kindern kommt dies in Phasen vor und sollte nicht mit einer Drainage verwechselt werden, die neben einem chronischen Mittel gegeben wird.

- Die Gabe von Doppelmitteln ist schon zu Hahnemanns Zeiten an ihn herangetragen und von ihm mit Dr. Aegidi diskutiert worden. Im Kontext der gemischten Miasmen, bei denen es zu einer Verbindung von zwei oder allen drei Grundmiasmen kommt, die gleichzeitig aktiv in der Lebenskraft ihre Wirkung entfalten, liegt die Sinnhaftigkeit von Doppelmittelgaben auf der Hand. Je stärker cancerin die Kinder werden, desto eher ist ein solches Vorgehen anzuraten, um die aktiven Miasmen in die Latenz zu bringen.

- Cancerine Kinder tendieren dazu, eine Affinität zu wiederkehrenden Mitteln zu haben. So kann es z. B. sein, dass sie in Phasen ihrer Erkrankungen Phosphor brauchen, das dann eine Phase Sulphur nach sich zieht.

- Die empfohlenen Folgen von Mitteln bzw. Antidotwarnungen werden von cancerinen Kindern durchweg missachtet. Viele Kinder brauchen Mittel am Anfang der Behandlung, die von seriösen Autoren als problematisch beschrieben werden. Die Kinder scheinen alle Regeln aushebeln zu wollen, auch die der bisherigen Homöopathie. Deshalb ist es angeraten, sehr flexibel an die Behandlung canceriner Kinder heranzugehen und Konzepte so weit wie möglich zu überdenken und zu überarbeiten.

Behandlung übernommener Traumata

Immer wieder finden wir bei Kindern Symptome, die die Eltern zeitgleich entwickelt haben. Diese übernommenen Symptomatiken stellen für den Homöopathen ein großes Problem dar.

Zum einen sind es „nur" die Symptome der Eltern, also nicht kindspezifische und damit nicht mittelhinweisende Symptome. Zum anderen haben sich die Kinder die Beschwerden zu eigen gemacht – und damit sind sie relevant für die Mittelwahl. Wir haben beobachtet, dass die einmalige Gabe einer Hochpotenz (wir nehmen bevorzugt die C 10.000), die auf die Symptomatik der Eltern abzielt, das Kind aus dem Krankheitskreis der Eltern holt und damit für die Behandlung der eigenen Symptome öffnet.

Nach dieser Gabe kann man die eigene Symptomatik des Kindes durch eine LM-Potenz oder tiefere C-Potenz (in der Regel C 200) behandeln, was zu viel schnelleren Heilungstendenzen führt. Hierbei muss beobachtet werden, ob die C 10.000 nach einigen Tagen oder Wochen aufgebraucht ist und der Wiederholung bedarf. Wie schnell das „Elternmittel" verstoffwechselt wird, hängt von der familiären Belastung und neu auftretenden Umständen ab.

Weiterhin sollte der Zusammenhang zwischen der Hellsichtigkeit" bzw. hohen Empfindlichkeit der Kinder und der Übernahme von Traumasymptomen beachtet werden. Cancerine Kinder, die aufgrund ihrer erweiterten Wahrnehmung spüren, wie es ihren Eltern oder anderen Familienangehörigen geht, übernehmen gern die Krankheit der Eltern, um sie zu retten.

Am einfachsten ist die Behandlung übernommener Traumata, wenn die Eltern bereit sind, sich ihren traumatischen Erlebnissen zu stellen, und den Kindern damit signalisieren, dass sie ohne die Hilfe der Kinder ihre Probleme lösen können. Leider sind nicht alle Eltern dazu bereit, die ersten Schritte zur Auflösung ihrer eigenen Traumata zu machen, aber immer mehr werden sich ihrer Möglichkeiten bewusst.

Die Rolle des Homöopathen in der traumatischen Behandlung

Patienten vertrauen uns als Homöopathen teilweise ihre geheimsten Probleme an. Schnell kommen wir als Therapeuten in die Lage, uns verantwortlich für unsere Patienten zu fühlen. Dabei können wir lediglich die Verantwortung für die Qualität unserer Therapie übernehmen. In dem Moment, wo wir mehr als diese Verantwortung an uns ziehen, bewegen wir uns auf einem cancerinen Terrain, das uns auf Dauer krank machen kann.

Wer sind wir, dass wir uns anmaßen zu wissen, was gut für einen Patienten ist? Jedes Mal wenn ich merke, dass ich beginne, Verantwortung für die Gesundheit eines Patienten zu übernehmen, sehe ich mich immer mehr als Begleiter des Patienten durch eine Zeit seines Lebens. Dabei kann ich ihm Hinweise geben, was ihm guttun würde, was er meiden sollte, und homöopathisch begleiten.

Immer wieder sehe ich, dass homöopathische Kollegen an Krebs sterben, und mache mir Gedanken darüber, warum es so viele sind. Zum einen ist Krebs die Todesart Nummer eins und leider weit verbreitet. Aber zum anderen sind Homöopathen auch häufig Menschen, die viel kämpfen und sich selbst dabei aufgeben, damit es ihren Patienten besser geht.

Da stellt sich nun die Frage: „Wollen die Menschen, die zu uns in die Praxis kommen, dass es ihnen besser geht?" In einigen Aspekten sicherlich, aber sind sie bereit, für eine Verbesserung der eigenen Gesundheit ihr Leben zu verändern? In den meisten Fällen nicht.

Wir helfen also als Homöopathen in unserer Praxis Menschen, die ihr Leben derart gestaltet haben, dass sie krank geworden sind. Diese Menschen möchten Hilfe haben und entscheiden sich, zu einem Homöopathen in die Praxis zu gehen, um sich mit einigen Globuli oder Tropfen helfen zu lassen. Dabei können sie sich eigentlich nur selbst helfen. Wenn wir uns für unsere Patienten aufreiben, verlieren wir viel Energie, die dem Patienten nichts nützt, uns selbst aber schadet.

In den letzten Jahren sehen wir die Rolle des Homöopathen immer mehr als Wegbegleiter und Ratgeber, nicht als Heilender. Denn die eigentliche Heilung und Veränderung des Patienten kann nur von ihm selbst kommen. Wir können als Therapeut Probleme aufzeigen, Blockaden bewusst machen und die Prozesse mit unseren wundervollen Mitteln begleiten, die Heilung aber erfolgt ausschließlich aus dem Impuls des Patienten.

Was lerne ich von meinen Patienten?

Weshalb finden ausgerechnet Ihre Patienten zu Ihnen? Ist das alles Zufall? Oder steckt mehr dahinter?

In den ersten Jahren Praxis habe ich mir keine Gedanken darüber gemacht, wer zu mir in die Praxis kommt. Es waren schon immer Kinder und deren Eltern, die mir von jeher am Herzen lagen – und das war der Grund, warum sie zu mir kamen.

Nachdem ich meine Frau Anolee kennengelernt und einen Einblick in das System Familie bekommen hatte, wandelte sich mein Blick. Jeder Patient, der zu mir in die Praxis kommt, hat auch irgendetwas mit mir zu tun, zeigt mir einen unerlösten Aspekt meiner selbst. Einige Patienten verlassen meine Praxis und ich merke, dass der Kontakt mich sehr berührt hat, da ich mir auch später noch Gedanken über den Patienten mache.

Diese Patienten zeigen uns auf, was unser eigenes Thema ist, womit wir Probleme haben. Ein Resümee nach der Anamnese oder eine Supervision hilft weiter an die eigenen Traumata heranzukommen und sie zu lösen.

Aktivierung der eigenen Traumata

Während der homöopathischen Behandlung, speziell in der Anamnese, aber auch in jedem Follow-up oder bei jeder Ausarbeitung über das Thema „Trauma", können beim Therapeuten eigene Traumata aktiviert werden. Der Kontakt mit dem Thema lässt in Ihrem System Mechanismen ablaufen, die jenseits Ihrer Kontrolle liegen und Ihnen viel Energie rauben.

Obwohl ein Kollege, der Sie supervidiert viel schneller darauf stoßen kann, dass Sie im eigenen Trauma gefangen sind, können Sie anhand einiger auffälliger Symptome dies auch bei sich selbst wahrnehmen.

Anzeichen auf geistiger Ebene

Sie merken, dass die Konzentration schlagartig abnimmt, der Kopf immer schwerer wird, die Gedanken abschweifen, das Interesse an dem Patienten plötzlich verschwunden ist. Eventuell möchten Sie den Patienten möglichst schnell aus der Praxis entlassen. Sie können eine extreme Schläfrigkeit empfinden oder das andere Extrem der

Nervosität, die Ihnen die Aufmerksamkeit für Ihren Patienten raubt. Hier finden wir die Symptome des Erstarrens und der Flucht wieder, die Anzeichen für ein Trauma sind. In der Regel haben wir uns jedoch so weit unter Kontrolle, dass wir nicht in den Angriff übergehen. Auch nur leichte Anflüge dieser Symptomatik sollten Sie aufmerksam beobachten, da Sie die Chance haben, eigene Traumata aufzuspüren und zu behandeln und präsenter für Ihre Patienten zu sein.

Anzeichen auf körperlicher Ebene

Plötzliche Schmerzen können Hinweise auf ein Trauma sein. Je sensitiver Sie sind, desto stärker und vehementer kann sich Ihr Körper an die traumatisierende Situation erinnern und an den Stellen Schmerzen im Körper produzieren, wo die gespeicherte Traumaenergie entlassen werden möchte.

Während einiger Telefonate mit Patienten sind bei mir beispielsweise Schmerzen im Rücken entstanden, sodass ich das Gefühl hatte, einen Bandscheibenvorfall zu haben. Auch Schulterschmerzen sind nicht unüblich, da die Arme oft zum Schutz benutzt werden und dadurch das körperliche Zentrum des gespeicherten Traumas sind.

Immer wenn Sie sich während oder nach einer Behandlung schlecht fühlen, sollten Sie in Erwägung ziehen, selbst einem Trauma auf der Spur zu sein. Allerdings muss es nicht immer das eigene Trauma sein, dass bei Ihnen aktiviert wurde, es kann auch sein, dass Sie durch die Schilderungen des Patienten sekundär traumatisiert wurden.

Sekundäre Traumatisierung

Bei der sekundären Traumatisierung nehmen Sie als Therapeut die Emotionen des Patienten wahr und fühlen in Ihrem eigenen Körper, wie es ihm ergangen ist. Alle Menschen in helfenden Berufen sind potenziell der Gefahr einer sekundären Traumatisierung ausgesetzt. Neben Therapeuten sind besonders Feuerwehrleute, Polizisten, Krankenschwestern oder Lehrer betroffen. Der intensive, über eine lange Zeit dauernde Kontakt des Homöopathen öffnet dem sekundären Trauma die Tür.

Als Homöopath befinden Sie sich Ihrem Patienten gegenüber in einer offenen, mitfühlenden, verständnisvollen Haltung und erfahren Geheimnisse aus dem Leben des Patienten, die er teilweise keinem anderen Menschen anvertraut hat. Durch das Wissen, dass dieser andere Mensch durch primäre Traumatisierung Stress erlebt hat, und durch die Nähe des Gespräches übernehmen Sie die Symptomatik des Patienten und werden in den Stress des Traumas hineingezogen.

Joachim Bauer beschreibt in seinem Buch „Warum ich fühle, was du fühlst – Intuitive Kommunikation und das Geheimnis der Spiegelneuronen" die Hintergründe des Spiegelungs- oder Resonanzphänomens. Wir kennen diese Begriffe als Empathie oder Hellfühligkeit. Für Therapeuten sind diese eine große Hilfe, um nicht nur das gesprochene Wort des Patienten zu haben, sondern zusätzlich das Unausgesprochene wahrzunehmen und zur Lösung heranzuziehen.

Doch leider kann die Resonanz, die Sie als Therapeut spüren, nicht nur hilfreich sein, sondern auch, hier als sekundäres Trauma, krank machen. Sie können die gesamte Palette der körperlichen, geistigen und psychischen Symptomatik Ihrer Patienten entwickeln und aus dem Praxisalltag gerissen werden.

Leider können wir uns nicht vor einer sekundären Traumatisierung schützen. Zum Glück haben wir es als Therapeuten in der Hand, durch hohe Reflexionsbereitschaft an uns und unseren Traumata zu arbeiten. Durch die Konfrontation mit traumatisierten Kindern in der Praxis haben wir die Chance, uns selbst zu helfen, indem wir ergründen, durch welche Resonanz wir zu einer sekundären Traumatisierung neigen.

Nicht jeder Mensch neigt dazu, sich durch eine Schilderung eines Traumas traumatisieren zu lassen. Nur wenn wir mit diesem Thema in Resonanz stehen, es selbst erlebt haben, aus unserer Familie kennen oder irgendeinen anderen Bezug zu der Schilderung haben, reagieren wir unsererseits mit einem Trauma.

Das Ergründen der Resonanz bringt uns emotionale Freiheit, da es ungünstige Bindungen zu anderen Personen, Situationen oder Erlebnissen klarer macht. Nur so können wir unbewusste Verhaltensmuster, die traumatisch belegt sind, auflösen.

Folgen unbehandelter Traumata

Bleibt ein Kindheitstrauma unbehandelt, bleibt es im Nervensystem gespeichert und überdauert die Zeit. Immer wieder versucht die Lebenskraft Hinweise auf die Existenz des Traumas zu erzeugen – in Form von physischen oder psychischen Symptomen. Je länger ein Trauma gespeichert bleibt, desto vehementer versucht das Trauma an die Oberfläche des Bewusstseins zu kommen, um aufgelöst zu werden.

Spätestens zu dem Zeitpunkt, wo eigene Kinder in das Leben der Menschen treten, ist die Chance groß, dass sich Traumata zeigen, denn die Kinder wiederholen bekanntlich gern die elterlichen Traumata. So kann es sein, dass sich die Eltern von ihren heranwachsenden, jugendlichen, aufmüpfigen Kindern verlassen und verraten fühlen, weil sie selbst nie aufmüpfig und frei sein durften.

Über die Auseinandersetzung mit den eigenen Kindern erhalten alle Eltern immer wieder die Möglichkeit, selbst zu gesunden und eigene Traumata zu behandeln. Immer mehr Familien kommen in unsere Praxis, wo jeder für sich an den selbst erlebten Traumata arbeitet und damit das Zusammenleben wesentlich harmonischer verläuft. Auch Krankheiten treten seltener auf.

Traumarepertorisation

Um einen Traumafall zu repertorisieren, ist es notwendig, eine sehr überlegte Auswahl an Symptomen vorzunehmen. Die Traumarepertorisation (wie jede andere Repertorisation auch) sollte nicht mehr als 6–7 Symptome beinhalten, eventuell sogar weniger, da sonst die Ergebnisse zur Mittelwahl verwaschen werden.

In der Hierarchisation ist das Grundtrauma, das den Patienten beherrscht, an erster Stelle zu setzen, da es die Causa darstellt. In der Praxis zeigt sich aber, dass die Reaktionsart, die an zweiter Stelle gewichtet werden sollte, entscheidende Hinweise auf die Mittelwahl gibt, somit also vergleichsweise wichtiger einzustufen ist als das Grundtrauma. Auch Folgetraumata, die sich auf das Grundtrauma setzen und die Symptomatik intensivieren, sind an erster Stelle zu platzieren.

Nach der Reaktionsart spielt zusätzlich der individuelle Reiz, der das Trauma aktiviert (Trigger), eine Rolle in der Repertorisation. Leider ist er den Patienten oft nicht bewusst und muss zwischen Therapeut und Patient erst erarbeitet werden. Finden wir dann Hinweise im Repertorium, was nicht immer gelingt, ist der Trigger ein weiteres nützliches Symptom zur Auffindung des Traumamittels. In der Regel spielt der Trigger jedoch mehr bei der Behandlung der akuten (Re-)Traumatisierung eine Rolle.

Danach sollten auffallende Symptome, die dem § 153 entsprechen, oder starke Allgemeinsymptome hinzugezogen werden. In der Regel fallen Lokalsymptome bei der Traumarepertorisation nicht ins Gewicht, außer sie sind eng an das Trauma gebunden.

Hierarchisation chronischer Traumata

In der Repertorisation des chronischen Traumas hat sich folgende Hierarchisation bewährt:

- Grundtrauma
- Folgetraumata
- Reaktionsarten
- Causa – Blockaden
- §-153-Symptome, auffallende Symptomatik
- spezifische Ängste, Träume
- Allgemeinsymptome
- Schlaf
- Verlangen
- Abneigung
- Seitigkeit

Hierarchisation akuter Traumatisierungen

Bei einem akuten Trauma kann es sich zum einen um ein akut hinzugetretenes Trauma handeln, wie z. B. einen Schock aufgrund eines Unfalls oder einer schlimmen Nachricht. Zum anderen kann es auch zu einer Retraumatisierung gekommen sein, d. h. zu einer Aktivierung eines chronischen Traumas, das sich ganz akut äußert. Beides sind unterschiedliche Hintergründe, die Repertorisation und Hierarchisation erfolgt aber gleich, da es sich um ein aktives traumatisches Geschehen handelt:

- aktiviertes oder akutes Trauma
- Trigger (wenn auffindbar)
- Reaktionsart

- auffallende neu hinzukommende Symptomatik
- Ängste
- Schlaf
- Verlangen
- Abneigung

Grundtrauma

Ein Grundtrauma ist das Ereignis, das am Anfang einer Serie von Traumata steht. Das Trauma wiederholt sich immer wieder in verschiedenen Varianten. Immer wieder erleben die Kinder oder späteren Erwachsenen, dass sie verlassen werden oder nicht viel wert sind, dass sie nirgendwo zu Hause sind oder immer nur ausgenutzt werden. Nicht immer ist das Grundtrauma sofort zu entdecken. Es versteckt sich meist im ersten Lebensjahr eines Kindes (oder in den Monaten der Schwangerschaft), in dem sich auch die Schwere der miasmatischen Belastung gern zeigt. Kinder, die beispielsweise das Verlassenwerden erfahren (weil sie nach der Geburt allein in einem Inkubator liegen müssen oder ähnliche Ereignisse erleben), suchen sich immer wieder diese Erfahrungen und werden wieder und wieder verlassen, bis sie (u.a. durch homöopathische Hilfe) dieses Trauma auflösen können und frei werden.

Grundtraumata werden in der Zeit der Schwangerschaft, Geburt und Neugeborenenzeit bis Ende des ersten Lebensjahres gesetzt und ein Leben lang in Variationen wiederholt!

Auch wenn das Grundtrauma nicht bekannt ist, kann man von den Wiederholungen auf das Grundtrauma schließen. Oft ist das initiale Trauma so tief verschüttet, dass das Gefühl dafür (noch) nicht aufkommen mag. In der Regel ist es möglich, ein Trauma homöopathisch zu lösen, ohne dass man das Ereignis genau kennt. Die Erfahrung zeigt aber, dass Traumata sich besonders schnell lösen, wenn wir ganz bewusst ein homöopathisches Mittel für die antitraumatische Behandlung einsetzen und wissen, dass es die Kraft und Tiefe hat, ein Trauma aufzuarbeiten.

Das Bewusstsein ist in diesem Fall die Brücke zu der gespeicherten Traumaenergie des vergangenen Erlebnisses. Es ermöglicht den Zugriff auf das schmerzlich verdrängte Ereignis und dringt bis zu dem Kern des Traumas vor, ohne dass das Trauma in der Tiefe noch einmal durchlebt werden muss oder eventuell sogar Retraumatisierungen stattfinden müssen.

Bei der Verschreibung des geeigneten homöopathischen Traumamittels erkläre ich meinen Patienten sehr genau, an welchem Trauma das Mittel ansetzt und wie der erlöste Zustand im Laufe der Behandlung aussehen soll. Dadurch können sich die Patienten die innere Ausrichtung auf diesen erlösten Zustand zu eigen machen. Ihnen fällt es dadurch leichter, einen Weg aus dem Trauma für sich zu finden.

Folgetrauma

Zusätzlich zu dem Grundtrauma, das sich immer wieder durch das Leben zieht, können Folgetraumata hinzutreten. Kinder, die oft verlassen wurden, ziehen schnell die stärkere Variante des Verrats an, sodass ein zweites Trauma Raum einnimmt und die Symptomatik des Grundtraumas intensiviert. Dabei kann dieses Folgetrauma auch die Funktion haben, von dem Grundtrauma abzulenken. In dem Moment, wo das Grundtrauma so schmerzlich belegt ist, scheint es leichter, sich mit einem anderen, scheinbar „leichteren" Trauma zu beschäftigen und das erste unter den Emotionen des letzte zu begraben.

Fall: Rebellion

Ein Junge von elf Jahren hatte die Scheidung der Eltern mit acht Jahren und das Ausziehen des Vaters sehr bewusst und schmerzhaft erlebt. Er versuchte den Kummer über den Verlust des Vaters über Rebellion in der Schule zu kompensieren. Dies führte dazu, dass sich Freunde abwendeten und eine Mobbingkampagne gegen ihn starteten. Das Kind fühlte sich von beiden Eltern verraten, da sie versuchten, jeweils den anderen Partner schlechtzumachen, ohne die Bedürfnisse des Kindes zu berücksichtigen. Den emotionalen Schmerz des Verrates unterdrückte der Junge durch noch heftigere Schulverweigerung, bis er in die Praxis zur antitraumatischen Behandlung kam und das Verlusttrauma als Ursache für die Schulprobleme behandelt wurde.

Durch das Auflösen des Folgetraumas werden die Erinnerungen an das Grundtrauma freigelegt und die Möglichkeit zur Auflösung des ersten Traumas rückt näher.

> Patienten, die keinen Zugang zu ihrem Grundtrauma haben, sollten nicht spezifisch darauf behandelt werden, da sie noch nicht bereit sind, sich wirklich mit diesem auseinanderzusetzen. Durch das Abarbeiten der zu oberst liegenden Traumata stoßen wir zur richtigen Zeit zum Grundtrauma vor. In dieser Zeit wächst die Bereitschaft des Patienten, grundlegende Änderungen im eigenen Leben vorzunehmen, eine Voraussetzung für das endgültige Lösen eines Traumas.

Reaktionsarten

Die Reaktionsweise zeigt an, wie der Mensch mit dem Trauma umgehen kann. Sie ist geprägt von dem vorherrschenden Miasma und der Art, das Trauma zu kompensieren. Kinder können die verschiedenen Reaktionsweisen gleichzeitig oder hintereinander (bzw. abwechselnd) erfahren. Bei einem Wechsel in der Reaktionsweise muss reflektiert werden, ob auch ein Wechsel im Mittel stattfinden muss.

In Folgenden finden Sie Hinweise für Rubriken im Repertorium. Die einzelnen Unterscheidungen überschneiden sich teilweise in ihrer Bedeutung oder Sie finden nur ähnliche Rubriken in Ihrem Repertorium. Oft sind die Rubriken unvollständig, geben aber einen wichtigen Hinweis auf die Reaktionsart des Mittels an.

Nicht jedes traumatisierte Kind, das in einer eigenen Traumwelt lebt, kann über die Rubriken des Rückzugs beschrieben werden. Sie können auch über die Flucht definiert sein. Die Nuancen der Unterscheidung können wir erst im Gespräch mit dem Kind oder den Eltern eruieren. Die Einteilung der Reaktionsarten ist beliebig erweiterbar.

Reaktionsart Aggressivität

Die übergeordneten Rubriken für die aggressive Reaktionsart finden wir im Repertorium z. B. unter:
- ✔ Gemüt, Zorn, Kinder, bei
- ✔ Gemüt, Zorn, leidenschaftliche Ausbrüche
- ✔ Gemüt, Gewalttätigkeit
- ✔ Gemüt, schlagen

Wie schon erwähnt, dürfen wir uns nicht der Illusion hingeben, dass dies eine gesunde Reaktionsart ist, da es immer noch eine Traumareaktion ist. Zwar versuchen die Kinder über heftige Ausbrüche von Wut die Energie des Traumas abzubauen, sind dabei aber nicht erfolgreich, da die Traumaenergie schon im Nervensystem gespeichert ist und nicht nachhaltig über Wutausbrüche entlassen werden kann.

Tuberkuline Kinder, die eine heftige aggressive Tendenz an den Tag legen, können sehr schnell in andere Reaktionsweisen wechseln, da das Halten der Wut auf die Dauer sehr anstrengend ist. Untergeordnet können ähnlich aggressive Reaktionsweisen unterschieden werden.

Unterrubriken:
- ✔ Gemüt, Streitsucht, zanken
- ✔ Gemüt, Hass, Rachsucht
- ✔ Gemüt, spotten, Sarkasmus
- ✔ Gemüt, Beschwerden durch Zorn, unterdrückten Zorn

Diese Unterrubriken beinhalten alle ein mehr oder weniger großes Potenzial an Aggressivität und ermöglichen damit eine Feinabstimmung der in der Traumabehandlung stark gewichteten Reaktionsweise.

Reaktionsart Destruktivität

Die übergeordneten Rubriken für die destruktive Reaktionsart finden wir im Repertorium z. B. unter:
- ✔ Gemüt, Zerstörungssucht
- ✔ Gemüt, reißt, zerrt an Dingen
- ✔ Gemüt, zerbrechen, Drang, Dinge zu
- ✔ Gemüt, Grausamkeit, Brutalität
- ✔ Gemüt, töten, Verlangen zu

Auch die destruktive Reaktionsart entlässt Energie aus dem Nervensystem. Sowohl Aggressivität als auch Destruktivität heilen nicht das Trauma, bieten aber immer wieder eine Chance, aus der Lähmung des Traumas auszubrechen und Hilfe zu bekommen. Kinder, die unter der chronischen Behandlung zu diesen beiden Reaktionsweisen tendieren, zeigen damit an, dass sie einen Zugang zu ihrer innewohnenden Überlebenskraft gefunden haben.

Wenn diese Kinder verständnisvolle Eltern haben, die sich den Prozessen in der antitraumatischen Behandlung nicht verschließen, ist die aufkeimende Wut als ein positives Zeichen zu werten. So wie die Aggression eher dem tuberkulinen Miasma zugeschrieben werden kann, vertritt die Destruktivität neben der Tuberkulinie auch stark die Syphilis.

Unterrubriken:
- Gemüt, reißt, zerrt an sich selbst
- Gemüt, quält sich selbst
- Gemüt, verstümmeln, Neigung, seinen Körper zu
- Gemüt, tadelt, tadelt sich selbst
- Gemüt, geringschätzig, sich selbst, über
- Gemüt, ziehen, Verlangen, Haaren, an den eigenen
- Gemüt, schlagen, Kopf gegen die Wand

Eine Unterrubrik der Destruktivität ist die Zerstörung, die sich gegen sich selbst richtet, die Autoaggression. Sie ist eine typisch cancerine Reaktionsart und zeigt an, wie tief das Trauma in der Lebenskraft verankert ist und sie von innen zerfrisst. Natürlich hat die Syphilis noch ihren Anteil innerhalb der Cancerinie, aber alle langsamen selbstzerstörerischen Tendenzen, seien sie autoaggressiv oder autoimmun, haben cancerine Hintergründe.

Reaktionsart Hyperaktivität

Die übergeordneten Rubriken für die hyperaktive Reaktionsart finden wir im Repertorium z. B. unter:
- Allgemeines, Bewegung, Verlangen nach
- Gemüt, Aktivität, Verlangen nach
- Gemüt, schnell im Handeln
- Gemüt, Ruhelosigkeit, Kindern, bei
- Gemüt, Ruhelosigkeit, treibt von Ort zu Ort
- Gemüt, Ruhelosigkeit, innerlich

Der starke Bewegungsdrang bei Kindern wird leider sehr häufig pauschal als ADHS-Erkrankung abgestempelt und der medikamentösen Behandlung überantwortet. Dabei ist die Hyperaktivität ähnlich wie die Aggressivität der Versuch, das Trauma über die Bewegung „abzuarbeiten". Man könnte meinen, dass aggressive und hyperaktive Kinder „gesünder" im Trauma reagieren, da sie noch aktiv sind. Diese Aktivität ist eine typisch tuberkuline Reaktion und kann häufig als Reaktion auf ein Trauma beobachtet werden. Viele Kinder, die im Gespräch über eine traumatische Situation sprechen sollen, retten sich in unkontrollierte Bewegungen, die die Spannungen repräsentieren.

Unterrubriken:
- ✔ Gemüt, Tics
- ✔ Gemüt, Gebärden, Gesten, macht
- ✔ Extremitäten, Ruhelosigkeit der Beine

Die Tics können als Ausdruck innerer Ruhelosigkeit auftreten, werden aber klar der Cancerinie zugeordnet. Bei einigen Kindern entwickeln sie sich aus der tuberkulinen Unruhe heraus, in Verbindung mit einem neu hinzutretenden Trauma, das den Sprung der Miasmen in die Cancerinie provoziert.

Reaktionsart Überdrehtheit

Die übergeordneten Rubriken für die überdrehte Reaktionsart finden wir im Repertorium z. B. unter:
- ✔ Gemüt, Wildheit
- ✔ Gemüt, Euphorie
- ✔ Gemüt, Exzentrizität
- ✔ Gemüt, Geschwätzigkeit, Redseligkeit
- ✔ Gemüt, Lachen, allgemein, ernste Angelegenheiten über
- ✔ Gemüt, albernes Benehmen
- ✔ Gemüt, Manie, Verrücktheit

Die überdrehte Reaktionsweise ist am schwierigsten zu erkennen, da wir von Kindern diese nicht gewohnt sind. Sie äußert sich z. B. in freudiger Stimmung, Logorrhoe und schrillem Lachen. Die Kinder übergehen den Kontakt zu dem Trauma durch schnelles Wechseln des Themas und dem

Erzählen einer tollen Geschichte, die teilweise nur ihrer Fantasie entspringt.

Durch die homöopathische Behandlung öffnen die Kinder sich dem Trauma und beginnen schon bald darüber zu erzählen und den eigentlichen Kummer zuzulassen. Innerhalb kurzer Zeit wird aus dem aufgedreht heiteren Kind das traumatisierte traurige Kind, das sich hinter der Fassade der Exzentrik versteckte. Den Eltern dieser Kinder sollten Sie zu Beginn der Behandlung die mögliche Verwandlung ihres Kindes näherbringen, damit sie ohne Schreck und mit viel Verständnis auf die psychische Veränderung reagieren können, die das Kind durchläuft, wenn die Maske des Albernen fällt.

Reaktionsart Verdrängung

Die übergeordneten Rubriken für die verdrängende Reaktionsart finden wir im Repertorium z. B. unter:
- ✔ Gemüt, Beschäftigung, Ablenkung, bess.
- ✔ Gemüt, denken, Beschwerden, an die, schl.
- ✔ Gemüt, Beschwerden durch Zorn, unterdrückt
- ✔ Gemüt, Verwirrung, geistige, Persönlichkeit, bezüglich der eigenen
- ✔ Gemüt, Geistesverlorenheit, wie abwesend
- ✔ Gemüt, Gedächtnis, Gedächtnisschwäche, Gemütsbewegung, nach
- ✔ Gemüt, Zorn, Ärger, Kleinigkeiten, wegen

Bei der Verdrängung verschiebt das Kind in einem aktiven Prozess, das bewusst traumatisch Erlebte ins Unbewusste und blendet diese Ereignisse aus. Dadurch entstehen Lücken in der Erinnerung. Auffällig sind die unemotionalen Schilderungen eines erschreckenden oder traurigen Ereignisses.

Das Kind spürt die eigene emotionale Notlage nicht, da sie vollständig verdrängt ist. Hinweise auf eine solche Verdrängung können plötzliche unerklärliche emotionale Ausbrüche sein, die das Kind überkommen. Zwar ist das Ereignis verdrängt, ein Zugang zu dem Trauma besteht aber über unbewusste Auslöser. Durch die Analyse dieser Ausbrüche kann der Therapeut Hinweise auf das verdrängte Trauma finden.

Reaktionsart Lähmung/Hypokinese

Die übergeordneten Rubriken für die gelähmte Reaktionsart finden wir im Repertorium z. B. unter:
- ✔ Allgemeines, Entwicklungsstörung
- ✔ Allgemeines, Lähmung, innerlich
- ✔ Gemüt, Langsamkeit
- ✔ Gemüt, Schwäche, lähmungsartig
- ✔ Gemüt, Temperament, phlegmatisch

Gelähmte Kinder werden als leicht entwicklungsverzögert oder langsam wahrgenommen. Sie können die Anforderungen, die an sie gestellt werden, nicht erfüllen und werden schnell Opfer von Mobbingversuchen. Dabei herrscht dieser Zustand nicht immer vor, sondern entwickelt sich bei vielen Kindern erst allmählich nach einem Trauma. Da die Veränderung langsam voranschreitet, wird den Eltern selten bewusst, dass es eine traumatische Reaktion ist. Unter der antitraumatischen Behandlung machen die Kinder ungeheure Entwicklungsschritte.

Unterrubriken:
- ✔ Gemüt, Tagträumerei
- ✔ Extremitäten, Ungeschicklichkeit, stolpert beim Gehen
- ✔ Gemüt, Fehler, Rechnen, beim (Dyskalkulie)
- ✔ Gemüt, Fehler, Schreiben, beim (Legasthenie)
- ✔ Gesicht, Ausdruck, Gesichtsausdruck, einfältig

Kommt es in Teilbereichen zu lähmungsartigen Reaktionen auf ein Trauma, kann nur dieser Bereich verlangsamt sein. Dies finden wir bei Legasthenikern oder Bewegungslegasthenikern, die z. B. im Sport an ihr Trauma kommen und wie gelähmt sind.

Am Gesichtsausdruck erkennen Sie diese Reaktionsweise besonders gut, da man den Kindern ansieht, wie die sprichwörtlichen Zahnräder im Gehirn langsam versuchen, das Gesprochene zu verdauen.

Reaktionsart Depression

Die übergeordneten Rubriken für die depressive Reaktionsart finden wir im Repertorium z. B. unter:

- ✔ Gemüt, Schwermut, Traurigkeit, Kinder, bei
- ✔ Gemüt, entmutigt, verzagt
- ✔ Gemüt, Grübeln, Brüten über Dingen
- ✔ Gemüt, Zurückkommen und Verweilen bei, Ereignissen, vergangenen, unangenehmen
- ✔ Gemüt, Kummer, stiller Kummer

Die Depression beinhaltet viele Anteile der Lähmung. Bei Kleinkindern zeigt sich die Depression durch Schlafstörungen, Jammern und Anhänglichkeit, bei älteren Kindern durch Bauchschmerzen, Kopfschmerzen oder Essstörungen. Je älter die Kinder werden, desto eher ähneln die depressiven Symptome von Kindern denen der Erwachsenen. Es kommt zu Antriebsarmut, Traurigkeit, Rückzug aus der Gesellschaft und einer stärker werdenden Passivität.

Reaktionsart Kontrolle

Die übergeordneten Rubriken für die kontrollierende Reaktionsart finden wir im Repertorium z. B. unter:
- ✔ Gemüt, Furcht, Kontrollverlust, vor
- ✔ Gemüt, Furcht, Selbstbeherrschung zu verlieren, die
- ✔ Gemüt, bewältigen, kann Dinge nicht mehr, überfordert durch Stress
- ✔ Gemüt, diktatorisch
- ✔ Gemüt, Zwanghaftigkeit

Viele Kinder versuchen schon im frühen Alter besonders ihre Eltern zu kontrollieren. Da die Eltern, besonders die Mutter, stellvertretend für ihr Leben stehen, versuchen sie Situationen zu vermeiden, die schmerzlich und traumatisierend waren. So fragen Kinder, die einmal allein gelassen worden sind, häufig nach, wo die Mama hingeht, wen sie da trifft, wann sie wiederkommt. Nachts soll sie noch einmal in das Zimmer schauen.

Einige Kinder schlafen nicht ein, bis die Mama zurück ist, oder wachen nachts in Panik auf und kontrollieren, ob die Mama da ist.

Diese Kontrolle kann verschieden stark ausfallen. Die Anfänge nehmen die Eltern nicht wahr. Erst wenn die Situation sich zuspitzt und die Kinder ihre Eltern nicht mehr weggehen lassen können, ohne dass viel Geschrei ist, wird klar, dass die Kinder ein Problem haben. Dabei ist es wichtig, dass der Therapeut den Eltern bewusst macht, dass die Kinder keine Freude daran haben, die Eltern zu kontrollieren. Die Kinder tun dies aus der Not heraus, weil sie ein Trauma erlebt haben und weil sie wünschen, dies nie wieder zu erleben. Die Kontrolle ist das verzweifelte Werkzeug gegen eine Wiederholung des Traumas.

Fall: Kontrollierendes Kind

Seit Jahren ist ein dreieinhalb jähriges Mädchen wegen einer heftigen generalisierten Neurodermitis in Behandlung. Seit der Rückkehr aus dem Urlaub beginnen altbekannte Hautausschläge an Armen und Beinen wiederzukehren. Gleichzeitig erwacht sie schnell nach dem Einschlafen (gegen 23 Uhr) jammert und versucht die Eltern über das gezielte heftige Zerkratzen der Haut zu kontrollieren. Sie weint, wenn sie in den Kindergarten gebracht wird, und will wieder mit nach Hause. Auf der einen Seite möchte sie groß sein und ernst genommen werden und beschwert sich darüber, dass man ihr nicht glaubt. Auf der anderen Seite möchte sie wieder Milch aus Mamas Brust trinken und wieder als Baby in ihren Bauch zurück. Wenn sie ihren Kopf nicht durchsetzten kann, wird sie zornig.

Die Rückkehr aus dem Urlaub und der Wechsel in den Kindergarten haben bei diesem Kind ein Verlassenheitstrauma aktiviert, das von der Oma gesetzt wurde, als sie das Kind betreute und meinte, es schreien lassen zu können. Jede ähnliche Situation triggert dieses Trauma und führt es in frühkindliche Reaktionen.

Repertorisation: Verlassenheit, Kontrolle, Zerrissenheit, Zorn durch Widerspruch, Milch trinken, frühreif, reißt an sich selbst

Medikation: **Lac humanum**, das für Wochen den Gemüts- und Hautzustand wesentlich bessert.

Reaktionsart Abspaltung/Dissoziation

Die übergeordneten Rubriken für die gespaltene Reaktionsart finden wir im Repertorium z. B. unter:
- ✔ Gemüt, Wahnidee, geteilt, gespalten, in zwei Teile
- ✔ Gemüt, Verwirrung, Persönlichkeit bezüglich der eigenen, Dualität, Gefühl der
- ✔ Gemüt, Wahnidee, Körper, Körperteile, geteilt, gespalten, entzwei, sind
- ✔ Gemüt, Widerstreit, sich selbst, mit
- ✔ Gemüt, Wahnidee, getrennt, Geist und Körper seien
- ✔ Gemüt, losgelöst, wie

Kinder, die unter der Abspaltung einzuordnen sind, erkennt man an der Zerrissenheit, die diese im Gespräch zeigen. Bei Fragen vergewissern sie sich erst einmal bei den Eltern, ob sie sprechen dürfen; sind sie im Redefluss, stoppen sie und lassen die Eltern weitersprechen. Insgesamt ist viel Spannung im Raum, die aus der Zerrissenheit und Spaltung der Kinder resultiert.

An der Haltung des Kindes und an den Augen erkennen wir, dass sie etwas anderes denken oder wollen, als sie gerade ausdrücken. Diesen cancerinen Kindern hilft es sehr, allein im Gespräch mit dem Therapeuten zu sein, denn dann können sie sich freier entscheiden, die eigene Wahrheit auszusprechen. Allein das Gespräch hilft den Kindern, einen Teil ihrer Spaltung zu heilen.

Reaktionsart Flucht

Die übergeordneten Rubriken für die fliehende Reaktionsart finden wir im Repertorium z. B. unter:
- ✔ Gemüt, entfliehen
- ✔ Gemüt, verstecken
- ✔ Gemüt, Träume, verstecken, vor Gefahr
- ✔ Gemüt, Reisen, Verlangen zu
- ✔ Gemüt, Trieb, Impuls, rennen, laufen, zu, Wandertrieb
- ✔ Gemüt, läuft, rennt umher

Die Vermeidung oder die Flucht aus einer traumabelasteten Situation hat sowohl syphilitische als auch tuberkuline Hintergründe. Die plötzliche Flucht ist tuberkulin, das unauffällige Meiden syphilitisch. Flüchtende Kinder fühlen sich mit einem Trauma konfrontiert und suchen das Weite. Können sie nicht sofort aus der Situation entkommen, werden sie unruhig und suchen Fluchtmöglichkeiten, müssen plötzlich auf die Toilette oder finden andere Wege zu verschwinden. Sie können schnell in die Aggression rutschen, wenn sie sich in die Enge getrieben fühlen.

Unterrubriken:
- ✔ Gemüt, Phantasien, Einbildungen, versunken in
- ✔ Gemüt, Gedanken, versunken in
- ✔ Gemüt, Tod, wünscht sich den Tod
- ✔ Allgemeines, Speisen und Getränke, Alkohol, Verlangen
- ✔ Gemüt, Drogenabhängigkeit, Sucht
- ✔ Gemüt, Traum, wie im
- ✔ Gemüt, Wahnideen, Phantasiegebilde, Illusionen
- ✔ Gemüt, Schlaf, bess.

Die Flucht kann auch im Inneren ablaufen, als Flucht in eine Traumwelt, die ohne die Schmerzen des Traumas existiert und ein glücklicheres Leben verspricht. Auch die Flucht in den Tod, in die Drogen oder Sexualität sind ähnlich einzuordnen.

Reaktionsart Rückzug

Die übergeordneten Rubriken für die zurückgezogene Reaktionsart finden wir im Repertorium z. B. unter:
- ✔ Gemüt, introvertiert
- ✔ Gemüt, zurückhaltend, reserviert
- ✔ Gemüt, Gedanken versunken, in
- ✔ Gemüt, Geistesverlorenheit, wie abwesend
- ✔ Gemüt, Antworten, Abneigung gegen
- ✔ Gemüt, Autismus, Mutismus

Eine ähnliche Reaktionsweise wie die Flucht ist der Rückzug. Einige traumatisierte Kinder werden immer schweigsamer und in sich gekehrter, sodass die Eltern das Gefühl haben, aus der Welt des Kindes ausgeschlossen zu werden oder das Kind zu verlieren. Der Autismus ist die gesteigerte Form des Rückzugs und kommt auf cancerinem Boden vor.

Schlussbetrachtung

„Trauma ist ein heißes Eisen, das nicht so gern berührt wird und an dem man sich die Finger verbrennen kann" – das war mein Gefühl am Anfang des Buches. Jetzt, am Ende dieses Prozesses, merke ich, wie viel Freiheit die Auseinandersetzung mit dem Thema „Trauma" mir gebracht hat.

Obwohl mir bewusst ist, dass dieses Buch erst der Einstieg in das Thema der homöopathischen Behandlung von Traumata ist und noch vieles erforscht und beobachtet werden muss, sehe ich optimistisch in die Zukunft der Kinder, denn ich kann als Therapeut immer häufiger beobachten, dass Kinder sich mit unserer Hilfe entwickeln können, obwohl sie traumatisierende Situationen erlebt haben.

Es ist immer wieder eine große Motivation für mich, mit Kindern zu arbeiten und wahrzunehmen, wie sich unter der Behandlung das Familiengefüge positiv verändert und erste kleine Schritte in ein bewussteres Familienleben unternommen werden. Die homöopathische Traumaarbeit ist eine wunderbare Möglichkeit, auf tiefer Ebene eine Traumalösung zu initiieren und damit Kindern wieder einen Schritt in die Leichtigkeit ihres Seins zu ermöglichen.

Anhang

Literaturverzeichnis

Allen, H. C.,
„Nosoden", Barthel & Barthel Verlag

Assilem, Melissa,
„Muttermittel in der Homöopathie", Narayana Verlag

Austermann, A. & B.,
„Das Drama im Mutterleib – Der verlorene Zwilling",
Königsweg Verlag

Bailey, Philip M.,
„Psychologische Homöopathie", Knaur Verlag

Bauer, Joachim,
„Warum ich fühle, was du fühlst", Heyne Verlag

Becker, Jürgen, und Schmelzer, Wolfgang,
„Der raffinierte Zucker", Sunrise Verlag

Burnett, J. C.,
„Best of Burnett", Jain Publishers

Dahlke, R., und Kaesemann, V.,
„Krankheit als Sprache der Kinderseele", C. Bertelsmann Verlag

Eckardt, Jo,
„Kinder und Trauma", Vandenhoeck & Ruprecht Verlag

Eising, Nuala,
„Bernstein (Succinum)", K. J. Müller Verlag

Foubister, Donald McD.,
„Homöopathisches Tutorium der Kinderheilkunde", Sonntag Verlag

Graf, Dr. Friedrich P.,
„Homöopathie und die Gesunderhaltung
von Kindern und Jugendlichen", Sprangsrade Verlag

Guernsey, H. N.,
"Homöopathische Behandlung bei Säuglingen und Kindern",
Similimum Verlag

Herscu, Paul,
"Die homöopathische Behandlung der Kinder", Kai Kröger Verlag

Juul, Jesper,
"Nein aus Liebe", Kösel Verlag

Juul, Jesper,
"Dein kompetentes Kind", rororo Verlag

Knorr, Michael, und Vieten, Tanja,
"Systemische Homöopathie mit Familienaufstellung", Haug Verlag

Le Roux, Patricia,
"Schmetterlinge in der Homöopathie", Narayana Verlag

Levine, Peter, und Kline, Maggie,
"Verwundete Kinderseelen heilen", Kösel Verlag

Levine, Peter,
"Sprache ohne Worte", Kösel Verlag

Master, Farokh J.,
"Milchmittel in der Homöopathie", Narayana Verlag

Master, Farokh J.,
"Homöopathie in der Kinderheilkunde", Narayana Verlag

Mathur, Kailash N.,
"Prinzipien der homöopathischen Verschreibung", Thieme Verlag

McRepertory-Computerprogramm

Molcho, Samy,
"Körpersprache der Kinder", Ariston Verlag

Morrison, Roger,
"Handbuch der homöopathischen Leitsymptome
und Bestätigungssymptome", Kai Kröger Verlag

Phatak, S. R.,
"Homöopathische Arzneimittellehre", Burgdorf Verlag

Plattner, Inge-Ellen,
"Das behinderte Kind in der homöopathischen Praxis",
Verlag Müller und Steinicke

Ruppert, Franz,
"Seelische Spaltung und innere Heilung",
Leben Lernen, Klett-Cotta Verlag

Ruppert, Franz,
"Trauma, Bindung und Familienstellen",
Leben Lernen, Klett-Cotta Verlag

Sauter, Christiane und Alexander,
"Den Drachen überwinden", Verlag für systemische Konzepte

Sauter, Christiane,
"Wenn die Seele verletzt ist", Verlag für systemische Konzepte

Schadde, Anne,
"O3zon", Verlag Müller und Steinicke

Schuster, Bernd,
"Bambus. Homöopathische Prüfung und Verifizierung",
Bernd Schuster Verlag

Sherr, Jeremy,
"Die homöopathische Arzneimittelprüfung von Hydrogenium",
Fagus Verlag

Shore, Jonathan,
"Kinder in der homöopathischen Praxis", Kai Kröger Verlag

Zandvoort, Roger van,
"Complete Repertory", Similimum Verlag

Internetquellen

www.somatic-experiencing.de

www.provings.info

Abkürzungen

L – Syphilis
S – Sycose
P – Psora
T – Tuberkulinie
C – Cancerinie

Stichwortverzeichnis

A

Abspaltung 149
Aconitum 16, 21, 42
Agathis australis 72, 119
Aggressivität 24, 32, 73, 141–143
Alltägliche Traumata 18
Amygdala 24–25
Anacardium orientale 65, 73, 104
Androctonus 60
Argentum nitricum 61, 103, 106–107
Arten der Traumatisierung 33
Aurum metallicum 81, 114
Aurum muriaticum natronatum 113

B

Bambus 87, 155
Boswellia serrata 28
Burnett 129–130, 153

C

Calcium carbonicum 62, 86, 107
Cancerinie 26, 47, 48, 54, 54–55, 90, 130–131, 143–144, 156
Carcinosinum 59, 71, 84, 90, 107–109

D

Destruktivität 142–143
Dosierung 130
Drainage 127, 128, 129–130

E

Einzeltraumatisierung 33
Empfindlichkeit 20, 27, 132
Erbtrauma 36, 37, 96
Erlöste Zustände 51

F

Falco peregrinus 117
Familiengeheimnis 38, 108
Familiensystem 28, 30, 35, 49, 50–51, 76
Folgetrauma 99, 140
Folliculinum 85

G

Giftbelastung 127
Größe der Traumata 18
Grundtrauma 23, 36, 59, 60, 61, 62, 65, 66, 67, 70, 71, 72, 73, 75, 76, 77, 78, 122, 137, 138, 139, 140, 141

H

Hochpotenzen 130–131
Homöostase 25–26
Hydrogenium 121, 155
Hyperaktivität 41, 43, 106, 108, 116, 143–144

K

Kleinkinder 17, 40–41, 78
Komplexe Traumatisierung 35

L

Lac equinum 82
Lachesis 46, 62, 67
Lac humanum 70, 71, 109, 111, 148
Lac lupinum 66
Levine, Peter 11, 13, 17, 39, 50
Limbisches System 24
Limenitis bredowii 29, 118
Lycopodium 15, 21, 59–60, 62, 73, 78, 80, 95, 105, 123

M

Magnesium muriaticum 83, 111
Medorrhinum 15, 32, 83, 95
Mehrfachtraumatisierung 34, 56, 58
Miterleben eines Traumas 19
Mittelwechsel 90–91, 130

N

Nabelschnurstrangulation 46, 94, 120
Natrium-muriaticum 86
Neocortex 24–25
Nitricum acidum 75

O

Opium 16, 21
Organotrope Mittel 129

P

Peter-Pan-Syndrom 103
Phosphor 15, 29, 42, 62, 71, 77–78, 131
Psora 53–54, 64, 90, 156
Pulsatilla 59, 86, 95, 107

R

Retraumatisierung 21, 88, 90, 127, 138

S

Saccharum album 115
Schwangerschaft 41, 51, 92–94, 101–102, 111, 139
Sensitivität 27
Sepia 73, 86
Spiegelneuronen 136
Staphysagria 60
Stellvertreterkrankheiten 36
Succinum 61–62, 153
Sycose 47, 52, 53, 56–57, 73, 156
Syphilis 46, 52–53, 54, 63, 64, 143, 156

T

Tierreich 16, 25
Traumaanamnese 45, 92
Traumarepertorisation 137–138
Traumasymptome 34, 35, 39, 91, 125
Trennungstrauma 101
Trigger 21–23, 137–138
Tuberkulinie 54, 55, 64, 143, 156
Tuberkulinum 15, 65, 77, 78, 95, 105

U

Umbilicus humanus 120

V

Veratrum album 15, 66, 78
Verlusttrauma 101–102, 140

Z

Zeugung 92
Zwischenmittel 89–90

Über den Autor

Darius Ploog

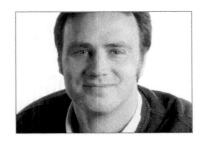

Jahrgang 1968, Heilpraktiker mit eigener homöopathischer Praxis seit 1993, Schwerpunkt Kinderheilkunde. Er führt mit seiner Frau Anolee Ploog die Praxis für Familienheilkunde in Kiel, in der Kinder und Familien homöopathisch und systemisch begleitet werden.

Darius Ploog leitet seit 1998 homöopathische Ausbildungen und Seminare in Deutschland und der Schweiz und erforscht seit acht Jahren in enger Zusammenarbeit mit seiner Frau die Besonderheiten der Traumabehandlung von Kindern aus homöopathischer und systemischer Sicht.

Traumaseminare

Darius Ploog veranstaltet regelmäßig Seminare zu dem Thema „Trauma und Kinder", um die Repertorisationsweise und Hintergründe der homöopathischen Traumabehandlung zu vertiefen. Sie finden Termine für Seminare unter www.kinder-miasmen-traumata.de oder erreichen Darius Ploog unter der nachfolgenden Adresse.

Kontakt

Darius Ploog
Lornsenstr. 48
24105 Kiel
Telefon 04 31-3 64 56 88
www.familienheilkunde.de
www.kinder-miasmen-traumata.de